TU SUELO PÉLVICO

ESE GRAN DESCONOCIDO

RAQUEL LÓPEZ
Y ELISA GARCÍA
ILUSTRACIONES DE Mª DEL MAR GREGORIO

TU SUELO PÉLVICO

ESE GRAN DESCONOCIDO

DESCUBRE CÓMO PUEDES CUIDARLO DURANTE TODA TU VIDA

LIBROS CÚPULA

Diseño de cubierta: Planeta Arte & Diseño

Primera edición: octubre de 2018
Segunda impresión: diciembre de 2019
Tercera impresión: octubre de 2020
Cuarta impresión: febrero de 2022

Av. Diagonal, 662-664, 08034 Barcelona (España)
Libros Cúpula es marca registrada por Editorial Planeta, S. A.
www.planetadelibros.com

ISBN: 978-84-480-2432-1

Depósito legal: B. 4.025-2018

Impreso en España – *Printed in Spain*

El papel utilizado para la impresión de este libro está calificado como papel ecológico y procede de bosques gestionados de manera sostenible.

ÍNDICE

INTRODUCCIÓN

La anatomía, fisiología y biomecánica de la pelvis femenina sigue siendo una gran desconocida. En los últimos años, por fin, parece que se empieza a investigar y estudiar. ¡Hurra! Ya iba siendo hora. Y es que incluso hoy en día, en pleno siglo XXI, sigue siendo una parte ignorada de nuestro cuerpo. No fue hasta 1948 cuando un doctor llamado Arnold Kegel nos enseñó a las mujeres de la cultura occidental cómo contraer esa musculatura y mostró al mundo entero por qué era importante conocerla, sentirla y aprender a moverla. Nos habíamos desconectado de esa parte de nuestro propio cuerpo, creando una zona tabú desde debajo del ombligo hasta las ingles. Nadie se atrevía a hablar, tocar ni mirar lo que pasaba ahí debajo.

Esta desconexión y el querer ocultar todo lo que pasaba ahí debajo supusieron un silencio colectivo por parte de mujeres y hombres que invisibilizaba las patologías y disfunciones que ocurrían en la pelvis, haciendo que la sociedad considerara normal la incontinencia urinaria, los prolapsos, la sequedad vaginal y todas las alteraciones relacionadas con el periné.

Unido a este silencio colectivo, la mujer empezó a integrarse en el mundo laboral y deportivo. Y el problema es que las mujeres hemos entrenado igual que los hombres, buscando los mismos objetivos estéticos que se nos han impuesto, pero sin tener en cuenta que nuestro cuerpo es totalmente diferente y que tiene un agujero ahí debajo por el que salen cosas, cosa que los hombres no tienen.

Y es ahora cuando, por fin, estamos consiguiendo visibilizar nuestra pelvis, hablar de lo que ocurre dentro de ella y no asumir como normales disfunciones que afecten a nuestra calidad de vida, porque no por tener ese agujero extra debemos asumir que nuestra calidad de vida será peor.

Con este libro, lo que quiero conseguir es intentar resolver todas las dudas que ni siquiera sabías que tenías, todas esas dudas que tantas mujeres me preguntan a diario, contándome historias que se podían haber prevenido con un poco de conocimiento y con profesionales mejor formados e informados, ¿dónde está y dónde ubicamos el suelo pélvico en nuestro cuerpo? ¿Cómo se mueve? ¿Qué funciones tiene? ¿Qué ocurre si no funciona bien? ¿Los hombres también tienen suelo pélvico? ¿Qué profesionales pueden ayudarme?

En MAMIfit sigo trabajando por crear un potente grupo de expertas en la fisionomía de la mujer y en la mujer. Por mis manos han pasado miles de mujeres, cada una con su casuística, contándome sus problemas, desesperadas porque no sabían cómo solucionarlos. Como te contaré a lo largo del libro, para cualquier problema, la mejor solución es aquella multidisciplinar que engloba a diferentes profesionales, y el deporte es parte fundamental. Por ello, en MAMIfit me rodeo de licenciados en Educación Física y de fisioterapeutas, especializados en suelo pélvico, con los que ofrecer soluciones globales, combinando deporte y tratamientos variados, en continua colaboración con matronas y obstetras entre otros profesionales. Esta experiencia, estas miles de mujeres, han dado como resultado este libro en el que doy respuesta, o al menos intento, a todas aquellas dudas, problemas, preocupaciones y un largo etcétera que todas vamos experimentando a lo largo de nuestra vida.

Bienvenida/o a este viaje de autoconocimiento de tu propio cuerpo al que a tantas mujeres e incluso hombres se le negó. Siéntate, lee y disfruta de todas las ventajas de conocer tu cuerpo y tu suelo pélvico.

Raquel López

CAPÍTULO 1

¡Hola! Soy tu suelo pélvico

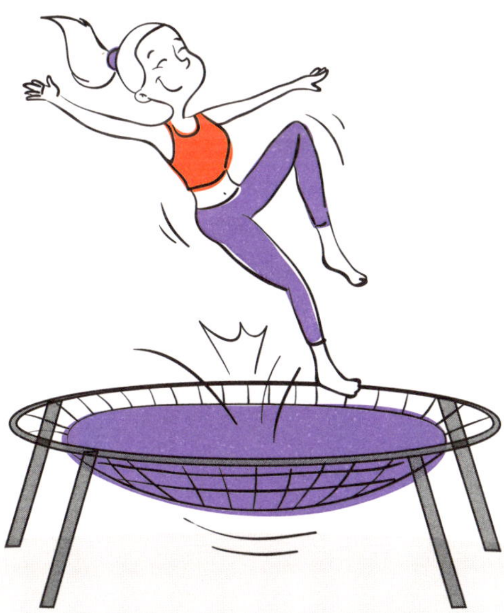

CONVERSACIÓN REAL:

— ¡Hola! Soy tu suelo pélvico
— Disculpe, ¿quién?
— Sí, ese músculo que no tenías ni idea que existía hasta que te has quedado embarazada y, claro está, se ha quedado hecho unos zorros, porque lo tenías completamente ignorado.
— Genial, apúntalo a mis lista de tareas interminables...

¿Os suena?

Es curioso, pero empezamos a ser conscientes de esta musculatura en el embarazo o posparto, es decir, cuando sospechamos que algo empieza a no funcionar de la misma manera que lo hacía antes.

Tras haber dado a luz, hay dos importantes citas en tu agenda que no pueden faltar:

1. Revisión con tu ginecólogo o matrona, donde se debe valorar aspectos como la vuelta del útero a su posición y volumen, estado de tus ovarios, trompas y canal vaginal, evolución de posibles cicatrices y un examen de mamas, entre otros.

2. Valoración por parte de un fisioterapeuta especializado en obstetricia y uroginecología, que examinará el estado de tu musculatura abdominal y de tu periné.

Y seguro que no me equivoco cuando esta segunda cita la has pasado de largo. ¡Error! Es tan importante como la primera.

Toda madre recuerda perfectamente la recta final del embarazo, ese momento en el que te pones de parto. Cuando es tu primera vez, sueles creer que te pones de parto días e, incluso, semanas antes del día señalado. Aún me río recordando cómo confundía gases y digestiones pesadas con el deseado momento. Y digo deseado, porque sentirme como una auténtica res (por decirlo finamente) encima de la cama sin encontrar posición ni tener vida parental, me hacía desear profundamente ponerme de parto, y cualquier excusilla era perfecta para decirle al papá que estaba de parto. Pero cuando llega el momento de verdad, LO SABES, y jamás volverás a tener dudas de ello en caso de lanzarte a ser bimadre o trimadre, o locuras de estas que hacemos las mujeres.

Una vez llega ese momento de NO dudas, te das cuenta del desequilibrio hormonal que tenemos, y es que pasas de la alegría de tener a tu criatura entre los brazos y dejar de sufrir todas las adorables consecuencias del final del embarazo, al miedo del parto, dolores y posibles consecuencias del mismo.

Cada parto es diferente, y seas primeriza o seas una auténtica experta con experiencia, todas pasamos por ese pequeño (o gran) momento de pánico al saber que ya, sí que sí, ha llegado el momento.

Y es entonces cuando empiezas a pensar que tu adorable bebé va a salir (con suerte) por una parte de ti (el ya cada vez más famoso suelo pélvico), y que luego tendrá consecuencias que dependen de muchos y variados factores.

Llegados a este punto, ¿qué es y cómo funciona el suelo pélvico o periné? Es ese gran desconocido para muchas mujeres y, al mismo tiempo, tan importante para nuestra calidad de vida. Si se daña, afectará tanto a nuestro bienestar físico como psíquico.

Vamos a ponernos un poco más técnicos con anatomía para que luego se pueda entender todo mucho mejor:

El suelo pélvico es un conjunto de músculos, ligamentos, tendones, tejido conjuntivo, vasos y nervios que se encuentra en la parte inferior del tronco, es el fondo de la pelvis. Y, aunque el término «suelo» nos lleve a todas a pensar e imaginar una superficie plana, sólida e inmóvil, nuestro suelo pélvico es móvil, se adapta a los movimientos del cuerpo, e incluso se podría afirmar que respira. Sin embargo, no fue hasta 1948, cuando el doctor Arnold Kegel publica su artículo sobre el entrenamiento del suelo pélvico en el que se entiende el suelo pélvico como un músculo igual a los demás. Hasta entonces, había sido simplemente un tejido olvidado, duro y en forma de hamaca, que se extraía en las disecciones anatómicas sin darle mayor importancia.

Y entonces ¿qué es el periné? Este término hace referencia a la zona del cuerpo donde se encuentra el suelo pélvico, pero es un territorio donde, además del conjunto de músculos, ligamentos, tendones y tejido conjuntivo, también se encuentran los orificios de la vagina y la uretra, genitales externos y el ano. Es el territorio comprendido entre las dos piernas, el pubis y el pliegue interglúteo.

1.1 UN POCO DE ANATOMÍA

Para poder entender el suelo pélvico, es necesario saber entender primero la pelvis ósea.

¿Qué es la pelvis?

La pelvis es un conjunto óseo formado por los dos huesos iliacos, el sacro y el cóccix. Los huesos iliacos se unen por su parte anterior mediante un tejido llamado fibrocartílago y forman la sínfisis del pubis. Por su parte posterior, se unen al hueso sacro. El sacro está al final de la columna vertebral, articula su parte superior a la última vértebra lumbar y está formado por 5 vértebras fusionadas. El sacro se articula a su vez con el cóccix, último hueso de la columna vertebral, vestigio de la cola de nuestros antepasados.

Imagen 1. Los estrechos de la pelvis.

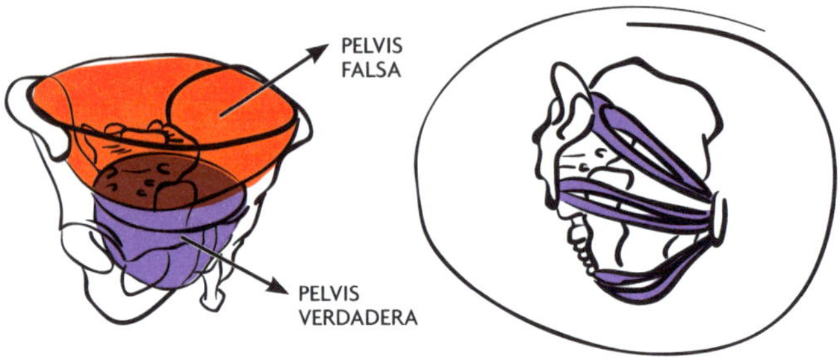

Ahora que conocemos dónde está la pelvis, podemos ubicar al suelo pélvico. En la imagen 1 podemos diferenciar la pelvis falsa, todo el contenido que queda superior al sacro, y la pelvis verdadera, desde donde empieza el sacro hasta el cóccix.

La pelvis falsa contiene las vísceras abdominales; la pelvis verdadera contiene las vísceras urogenitales. En el caso de una mujer, vejiga, útero y recto.

Pues bien, desde ahora en adelante, vamos a centrarnos exclusivamente en la pelvis verdadera.

Como podemos ver en la imagen 1, hemos delimitado tres círculos. Estos círculos se llaman estrechos. Como los anatomistas no eran muy originales para poner nombres, los estrechos se llaman superior, medio e inferior. Vale, y... ¿dónde se encuentra el suelo pélvico? El suelo pélvico se encuentra en los tres estrechos. Como hemos comentado anteriormente, es un conjunto de músculos, ligamentos, tendones, tejido conjuntivo, vasos y nervios. Por ello, el suelo pélvico se divide en 3 planos, que se ubican en los 3 estrechos de la pelvis verdadera. En la Imagen 2, podremos observar en qué estrecho se ubican los diferentes planos del suelo pélvico.

Imagen 2. Esquema de los planos del suelo pélvico.

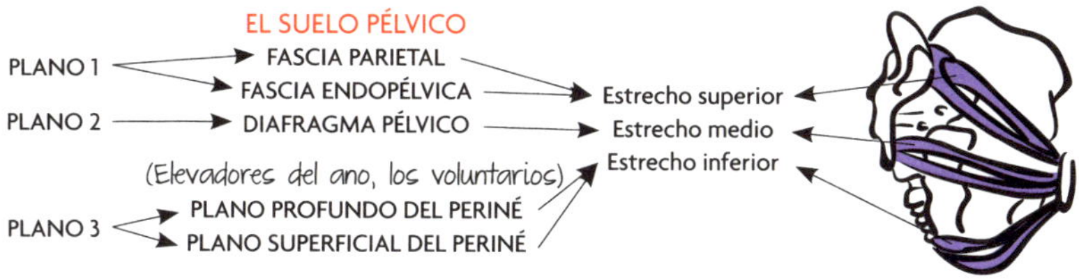

Y ahora sí, por fin, hemos encontrado el suelo pélvico. Como habéis podido ver, tiene 3 planos. Veamos qué hay en cada uno de ellos y qué función desempeña. Entendiendo qué hacen las diferentes partes del suelo pélvico, podremos entender cuáles son sus funciones globales dentro de nuestro organismo:

1. *Fascia parietal y endopélvica.*
   La fascia es un tejido conectivo que recubre todo nuestro organismo. En este caso, la fascia parietal recubre las paredes interiores de los músculos abdominales y del suelo pélvico, mientras que la fascia endopélvica recubre los órganos pélvicos. La fascia tiene dos importantes funciones. Por un lado, ante aumentos de presión intraabdominal, se tensa e impide el descenso visceral; por otro lado, la tensión que genera la fascia se relaciona directamente con el tono y la fuerza de contracción de la musculatura que está justo debajo de ella.

2. *Diafragma pélvico.*
   Diafragma pélvico se llama a los dos músculos más conocidos del suelo pélvico. El músculo coccígeo y el músculo elevador del ano. Estos dos son los músculos que contraemos cuando hacemos los famosos ejercicios de Kegel, de los que ya hablaremos más adelante. La principal función del diafragma pélvico es la de sostén visceral. Por esta razón, el suelo pélvico debe tener siempre un buen tono. El tono es la capacidad de un músculo de mantenerse contraído de manera involuntaria. Si estos dos músculos tienen un

buen estado de contracción involuntario y son capaces de mantenerse contraídos durante todas las actividades de la vida diaria, las vísceras pélvicas se mantendrán en su sitio, asegurándose así su funcionamiento óptimo y evitando prolapsos. Un prolapso ocurre cuando un órgano pélvico desciende por la vagina, llegando a salir por el introito vaginal. Sí, así es, nosotras tenemos un agujero ahí abajo por el que no sólo salen bebés, también puede asomar la vejiga, uretra, útero, recto o asas intestinales. Lo que nuestras abuelas llamaban el *asomar de la bolita*. Sobre el cómo evitarlo, hablaremos más adelante.

Además de un buen tono, este músculo debe ser capaz de contraerse de manera voluntaria, para poder reforzar la función esfinteriana. Por ejemplo, cuando nos hacemos pis y queremos aguantar porque estamos en la tutoría del colegio, o cuando tenemos que hacer aguas mayores en el servicio público de una gasolinera, lo que hacemos es una contracción voluntaria de estos músculos.

El diafragma pélvico está compuesto de un 70 % de fibras tónicas (involuntarias) y un 30 % de fibras fásicas (voluntarias), por lo que es necesario entrenar ambos tipos de fibras para conseguir objetivos diferentes.

3. *Plano profundo y superficial del periné.*
En el plano profundo del periné se encuentra el músculo transverso profundo del periné. De este salen algunas fibras que se denominan «compresor de la uretra y uretrovaginal». Como ya dijimos que los anatomistas no eran muy originales, podemos concluir que la función de este músculo es dar estabilidad a la uretra, compresor de la vagina y asistir al esfínter externo de la uretra a la función esfinteriana, para así poder retener el pis. La mala función muscular de las estructuras adyacentes a este plano provocará que el transverso profundo esté demasiado distendido o tenso, lo que generará una mala sujeción de la uretra, siendo esta incapaz de cerrarse ante au-

mentos de la presión intraabdominal. Esta es una de las causas más comunes de incontinencia urinaria.

Justo debajo del plano profundo del periné se encuentra el plano superficial y en él, varios músculos. Es el transverso superficial del periné, primo hermano del profundo, pero un poquito más abajo. Junto a su primo, su función es la de sostén de las vísceras y, además, intervienen en la lubricación de la vagina al estimular las glándulas de Bartolini, que son unas glándulas secretoras que generan una pequeña cantidad de líquido para lubricar durante la función sexual. Te daré un truco, estos dos primos, el transverso profundo y el superficial, van de isquion a isquion (los isquiones son los huesos del culo). Si pones una mano en cada isquion e imaginas que estos se acercan a la línea media sin llegar a hacer una contracción de los glúteos, se estimulará esta musculatura, por lo que podrás disfrutar de la lubricación que te corresponde. De nada. ;)

Y para no desviarnos de nuestro tema principal, decíamos que en el plano superficial del periné hay más músculos: estos son el isquiocavernoso, bulboesponjoso y el esfínter anal externo. Los dos primeros tienen también una función sexual, se sitúan juntos por encima de bulbos vestibulares del clítoris, por lo que la activación de esta musculatura favorece la erección del glande del clítoris. ¡Buenas noticias! ¿Cómo los podemos contraer? Imaginando que queremos unir nuestra vulva al clítoris a la vez que aproximamos los huesos del culo. La magia viene sola. De nada, otra vez.

Por último, nos queda hablar del esfínter anal externo. Este musculito, cuya función es cerrar el ano para retener los fecalomas (caca) en caso de que no podamos ir al baño, tiene más relevancia de la que pensáis. Si tiene demasiado tono, es decir, está demasiado contraído de manera involuntaria, generará estreñimiento mecánico; tendremos que empujar para defecar y esto generará una serie de disfunciones. Si está demasiado hipotónico, poco contraído, habrá incontinencia de gases o heces.

1.2 SUELO PÉLVICO Y DIAFRAGMA, PAREJA INSEPARABLE

A menudo, cuando oímos hablar del suelo pélvico, escuchamos también la palabra diafragma en alguna parte de la frase. El diafragma es un músculo cuya principal función es la inspiración. Si hiciésemos un *ranking* de los músculos con base en su importancia, este sería el número uno. A parte de la inspiración, el diafragma toma parte en la estabilidad y en la postura, en la digestión, en la circulación, en la gestión de las emociones y hasta en los pujos en el momento expulsivo del parto.

Volviendo a su principal función, la inspiración, el diafragma desciende en dirección a la cavidad del abdomen, tirando con él de los pulmones, lo cual permite que estos tengan más sitio para expandirse y llenarse de aire. Al espirar, el diafragma vuelve a su lugar de origen, y repite este movimiento hasta 28.800 veces al día aproximadamente en una persona adulta. Son muchas veces al día, por lo que es importante conocer su relación con el suelo pélvico para entender la relevancia de su conexión.

Cuando el diafragma baja para permitir al aire entrar en los pulmones, de alguna manera, empuja las vísceras abdominales hacia abajo, por lo que el suelo pélvico responde a este empuje permitiendo y amortiguando ese descenso con una ligera contracción si este fuera excesivo. Se podría decir que respiran juntos. Es por esto que un diafragma demasiado tónico (rígido, descendido) estaría causando una presión constante de manera indirecta sobre el suelo pélvico, generando disfunciones a largo plazo.

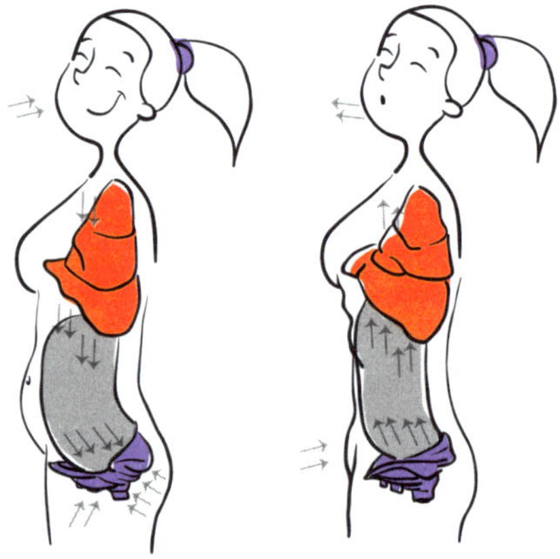

Imagen 3. El suelo pélvico y el diafragma respiran juntos.

El diafragma es un músculo emocional. Las emociones negativas nos llevan a bloquear el movimiento libre del diafragma, tendemos a enrollarnos hacia delante y generar presión en el abdomen. Mucha gente se refiere a esta sensación como un nudo o una bola en el estómago. A menudo se nos quita el hambre y nuestra respiración se realiza por medio de músculos que no están diseñados para ello. Si esto ocurre a nivel abdominal, imaginad la presión directa y constante que recibe el pobre suelo pélvico en esta situación.

Es por esta razón y por su función postural y estabilizadora, por la que el diafragma y el suelo pélvico deben funcionar en consonancia.

Usa algunos de estos consejos para cuidar tu diafragma:

- Libera la tensión acumulada tras el estrés del día a día en tu diafragma. Para ello, podemos realizar un automasaje con nuestras manos. Colocaremos las manos justo en el borde inferior de nuestras costillas. Al espirar, aprovechando que el diafragma sube, realizaremos una presión en dirección a nuestra cabeza, metiendo los dedos por debajo de las costillas. Al inspirar, mantendremos la presión y profundidad alcanzada previamente. Realiza este masaje al menos 3 minutos.
- Relaja tu diafragma mediante el sonido «S». Inspira por la nariz profundamente y exhala el aire realizando el sonido S, de manera continua todo el tiempo que te sea posible.

1.3 CUÁNDO ACTIVAR LAS ALERTAS

El suelo pélvico pasa de ser el gran olvidado e ignorado de nuestro cuerpo al más cuidado y que causa mayor preocupación en cuanto empezamos a sentir sintomatología de que algo no va bien. Y... ¿cuáles son estos famosos síntomas?

Me meo de risa, literal. No puedo contener el pis cuando me viene la sensación, siempre necesito tener localizado un baño. Tengo una sensación de pesadez vaginal. Me asoma una bolita por la vagina. Me duelen las relaciones sexuales al final o al principio de la penetración. Cuando voy al baño y creo que he vaciado la vejiga, siempre me quedan gotitas una vez que me he puesto las bragas de nuevo. No puedo retener los pedos. Necesito apretar hasta hacerme daño para poder defecar. No puedo defecar a no ser que me ayude un poquito con el dedo en la zona que hay entre la vagina y el ano. Mis menstruaciones son tan dolorosas que pierdo el conocimiento, y un largo etcétera. ¿Os habéis sentido identificadas en alguna de ellas?

Hagamos un breve recorrido sobre las principales lesiones del suelo pélvico y por qué se producen.

INCONTINENCIA URINARIA

Sin duda, la gran estrella de las lesiones de suelo pélvico y, por desgracia, tan normalizada en nuestra sociedad que se cree que es fisiológico y normal que nos pase en algún momento de nuestra vida por el simple hecho de ser mujer. Las incontinencias, ya sean de orina o por vía anal, no son enfermedades en sí, son síntomas que nos advierten de una función anómala del sistema de continencia, por lo que el objetivo del tratamiento de las incontinencias no debe ser para enmascarar los síntomas, si no para encontrar la causa que está creando la disfunción.

Volviendo a la incontinencia urinaria, se suele asociar más a personas de edad avanzada, aunque cada vez son actrices más jóvenes que aparecen en anuncios de compresas de absorción de grandes marcas comerciales. Con el envejecimiento, es posible que se den una serie de cambios morfológicos que propicien la aparición de la incontinencia urinaria, aunque no por este motivo hay que asumirla como normal. Siempre se debe acudir a un profesional ante la pérdida involuntaria de la orina.

La incontinencia urinaria ocurre cuando hay un mal funcionamiento de la vejiga, de su esfínter, de los músculos del suelo pélvico o de la parte del sistema nervioso central que controla la micción.

¿Qué causa la incontinencia urinaria?

Puede ser producida por una debilidad en la musculatura del suelo pélvico, de manera que la vejiga y la uretra desciende un poco de su lugar original y la función esfinteriana de los músculos que deben ayudar a apretar la uretra para retener el pis no sea suficiente ante grandes aumentos de la presión abdominal.

Puede producirse una contracción exagerada e incontrolada del músculo detrusor, que es el que aprieta la vejiga cuando esta está llena para producir la micción.

Puede haberse producido una alteración del reflejo que avisa al cerebro del volumen de pis que contiene la vejiga, por lo que puede avisarnos demasiado tarde.

Incluso puede haber un obstáculo en la salida de la vejiga, lo que impide el flujo y no se puede producir la micción.

Depende de la causa que produzca la incontinencia, se clasifican en varios tipos. Estas son las que ocurren con mayor prevalencia:

- La incontinencia urinaria de esfuerzo: ocurre cuando la pérdida se asocia a un aumento de la presión abdominal como reírse, toser, levantar la voz o hacer un esfuerzo como levantarse de la cama. Esta es la más común entre las personas jóvenes deportistas, ya que los deportes de alto impacto generan una presión abdominal tan grande que puede haber escapes. Aunque no es necesario haber pasado por un embarazo para sentir sus síntomas, también es el tipo de incontinencia más común en el embarazo por la presión que ejerce el bebé sobre la vejiga y en el posparto por la debilidad de los músculos del suelo pélvico.

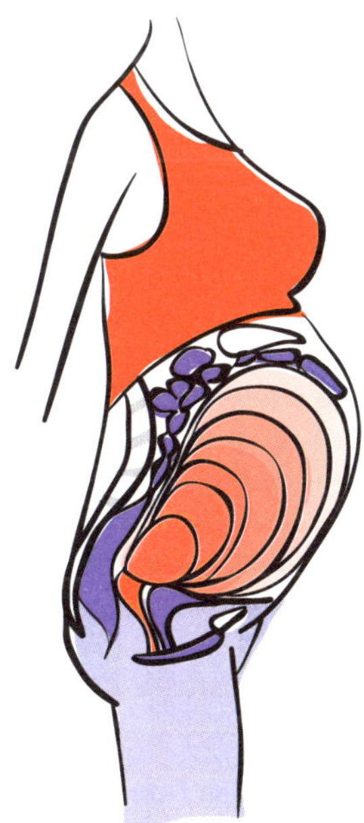

- La incontinencia urinaria de urgencia: ocurre cuando sin previo aviso, se siente un fuerte deseo de orinar, tras el cual, a no ser que tengas un baño cerca, será imposible controlar y se producirá el escape. Es la incontinencia que más afecta a nivel psicosocial a la gente que la padece y es más común entre la gente de edad avanzada. Este tipo de incontinencia marca la vida de las personas que la padecen, las cuales pueden incluso no llegar a salir de casa a no ser que tengan perfectamente planificado el trayecto que van a realizar y ubicados los aseos dentro de ese trayecto. Normalmente, se genera por una alteración en el reflejo que transmite la información del llenado vesical al cerebro.
- La incontinencia urinaria mixta: se produce cuando se sufre incontinencia de esfuerzo y de urgencia a la vez. Es más común sufrir la incontinencia mixta que solamente la de urgencia. Se sufre cuando se dan las causas que generan los dos tipos de incontinencia anteriores.
- La incontinencia por rebosamiento: en esta incontinencia, la persona sufrirá pequeñas pérdidas por goteo de orina sin ser consciente de ello ni tener deseo miccional. Como su nombre indica, ocurre cuando la vejiga ya no puede dilatarse más para albergar un mayor volumen de orina. Se produce tanto de día como por la noche. La causa más común de sufrir rebosamiento es acostumbrar de manera voluntaria a aumentar cada vez más su volumen inhibiendo el deseo de orinar. Es muy común entre puestos de trabajo de cara al público o sanitarios, en los que no siempre se puede acudir al aseo cuando se necesita.

Las causas de la incontinencia normalmente son adquiridas. Factores como el embarazo, el posparto, los deportes de impacto, el tipo de trabajo que desarrolles y hábitos, como solo orinar en casa, pueden ser predisponentes para sufrir incontinencia. Aun así, también hay factores congénitos que no se pueden prevenir ni evitar, como son las lesiones medulares, alteraciones neurales o de la cognición o la dependencia total.

INCONTINENCIA DE GASES O HECES

La incontinencia anorrectal ocurre cuando se produce la evacuación de materia por vía anal, ya sea de naturaleza sólida, líquida o gaseosa.

Puede parecer menos común o de menor prevalencia que la incontinencia urinaria, pero realmente lo que ocurre es que se habla menos de ella por vergüenza. Como es lógico, las personas que padecen esta incontinencia asumirán cambios en sus rutinas diarias, laborales y en relaciones sociales, que normalmente pueden derivar en una depresión y autoaislamiento.

Así como los cambios que se producen en los tejidos con la edad pueden predisponer más a la aparición de disfunciones urinarias y rectales, el proceso del parto vaginal suele ser también uno de los principales factores de riesgo para padecer incontinencia anorrectal. En ocasiones, durante el expulsivo del bebé, ocurren desgarros del tejido desde la vagina hasta el ano. Este desgarro afectará a la capacidad del esfínter anal de poder mantener la continencia. También, en los partos instrumentalizados, por ejemplo, mediante fórceps, puede ocurrir esta complicación, o si la episiotomía, que es el corte que realiza el personal sanitario en el periné de la mujer cuando está dando a luz, va en dirección al ano.

Se pueden definir dos tipos de incontinencia anorrectal, según el mecanismo que las produzca:

- Incontinencia de origen anal, si su causa se debe a una lesión de la musculatura anorrectal o a una debilidad. Recordemos que la musculatura anorrectal la conforman, entre otros tejidos, las fibras posteriores del músculo elevador del ano, el músculo coccígeo (ambos forman el diafragma pélvico del que hemos hablado previamente) y el esfínter externo anal, que se situaba en el plano más superficial del suelo pélvico.

- Incontinencia de origen rectal, su causa se debe a un cambio en el tejido que conforma el recto, que es el conducto final del sistema digestivo, donde se almacenan las heces antes de ser eliminadas por el ano.

Aparte de estas dos causas, también pueden sufrir incontinencia las personas que sufran algún tipo de lesión nerviosa del control de la defecación y algunos trastornos intestinales.

Estos son algunos consejos que se deben seguir para cuidar la salud anorrectal y para prevenir disfunciones relacionadas con el proceso de la defecación:

- Ve al baño cuando sientas la necesidad de ir al baño. Para algunas personas no es cosa fácil poder defecar fuera de su área de confort, pero es necesario hacerlo. Aguantar las ganas de hacer caca, al igual que con el pipí, hará que el reservorio de heces del recto se dilate y siga acumulando heces hasta la próxima vez que aparezca la sensación. Si repetimos esta acción durante meses o años, el resultado final será el estreñimiento distal. Las heces se acumularán en el recto y este no será capaz de mandar la señal de llenado al cerebro, porque es a lo que le hemos acostumbrado. Es el caso de las personas que acuden al baño cada dos o tres días, incluso llegando a defecar en ocasiones solo dos veces a la semana. Es importante comprender que la solución en este caso no está en tomar laxantes o mucha fibra, si no en reeducar la señal de llenado del recto y acudir al baño siempre ante la primera sensación de llenado.
- No uses el váter para hacer de vientre... bueno, vale, úsalo, pero de manera correcta. La defecación, como la micción, debe ser un acto pasivo. El problema es que los aseos en Occidente no están preparados para realizar la defecación de manera fisiológica. La mejor forma de ir al baño es en cuclillas. Solo en esta postura el recto tomará un ángulo adecuado tipo tobogán para las heces, y el acto será pasivo. En el caso en que tengas

un váter en casa, que suele ser lo común, ponte un taburete en los pies. De esta manera, la cadera quedará flexionada a más de 90°, creando ese efecto tobogán para que la caca pueda deslizarse sin inconveniente hasta el ano. Además, no inclines tu cuerpo hacia delante, mantén la espalda recta para no ejercer presión en el abdomen. Porque, como ya sabemos, la presión que ejerce el abdomen genera una contracción refleja del suelo pélvico y, si esto ocurre, el esfínter anal se cerrará, impidiendo la evacuación. Busca la postura más ergonómica para que no tengas la necesidad de apretar.

- No te lleves el móvil, revista, cartas o trabajo contigo al baño. Simplemente ve, defeca, y vuelve a lo que estabas haciendo. Pasar mucho tiempo sentado en el baño a la manera de Occidente genera una presión y tensión en las estructuras y vasos anorrectales que podría generar hemorroides a largo plazo.

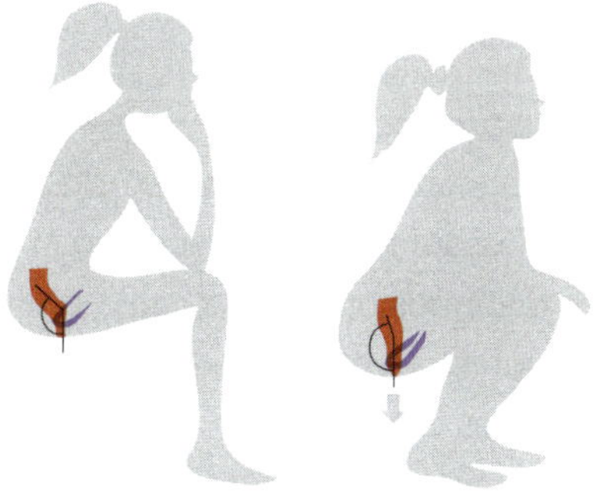

PROLAPSOS

Un prolapso ocurre cuando una víscera desciende de su posición original por la vagina e incluso llega a asomar y salir por la abertura vaginal. Es la famosa *bolita que asoma*. Los prolapsos tienen varios grados, no siempre llegan a asomar, por lo que, aunque no lo veamos, no significa que no lo tengamos. Hay 4 grados de prolapsos. El grado I y II, ocurren cuando la víscera desciende un poco o hasta la mitad de la longitud de la vagina. Estos prolapsos no darán sintomatología de pesadez vulvar ni vaginal porque aún están demasiado arriba. Si el descenso es del útero, podrá provocar dolor durante la penetración en las relaciones sexuales, al chocar el pene contra el cuello del útero. Si el descenso es de la vejiga o uretra, podrá empezar a aparecer sintomatología relacionada con la continencia o incluso una pequeña desviación del chorro miccional, ya que la uretra apuntará en otra dirección al haberse movido. Cuando los prolapsos son de grado III, alcanzan la entrada de la vagina, pueden verse desde el introito vaginal, pero no llegan a salir del todo, o solo salen ligeramente cuando hay aumentos muy grandes de la presión intraabdominal. Estos prolapsos ya darán síntomas de pesadez e inflamación en la vulva, estreñimiento si son del recto o incontinencia de esfuerzo y dificultad al inicio y final de la micción si han sido de uretra o vejiga. En los prolapsos grado IV, la víscera descendida ya se encuentra en el exterior, ha salido por completo de la abertura vaginal. Las mujeres que la padecen, refieren que incluso deben retirarse el prolapso hacia dentro para poder orinar o tener relaciones sexuales.

¿Cómo podemos evitar los prolapsos?

Hay veces en que los prolapsos ocurren por causas incontrolables, como factores congénitos. Por ejemplo, personas que presenten alguna anomalía ósea, anomalías en la conformación visceral o irregularidades en el colágeno. Para evitarlos debemos conocer la causa que los ha provocado con una exploración completa de fisioterapia y ginecología.

En la gran mayoría de los casos, los prolapsos los provocamos nosotras mismas, por desconocimiento a que esto pueda ocurrir. Por ejemplo:

- Realizar deportes muy hiperpresivos y de alto impacto.
- Personas con estreñimiento crónico que siempre aprietan para poder defecar.
- Afecciones respiratorias mal curadas.
- Expulsivos muy largos durante el parto o personas a las que le hayan realizado la maniobra de Kristeller (desaconsejada por la OMS y para la cual siempre debe haber una previa autorización de la mujer).

- Una actividad laboral que conlleve grandes esfuerzos o mucho tiempo de pie.
- Patologías neurológicas.

Y una vez nos han diagnosticado un prolapso, ¿cómo puedo resolverlo? Un prolapso no se puede resolver, si ha ocurrido un descenso, este se va a mantener. Ahora bien, debemos y podemos evitar que vaya siempre a más. Cuando el prolapso es de grado I o II, podemos intentar reestablecer la estática pélvica trabajando las fibras tónicas del suelo pélvico, reeducando los reflejos de activación del suelo pélvico ante esfuerzos abdominales, reeducando la pared abdominal para la buena gestión de las presiones y evitando la actividad prolapsante. Cuando los prolapsos son de grado III y IV se deberán siempre barajar como primera opción medidas de sostén del prolapso con técnicas conservadoras y reeducación del suelo pélvico para minimizar la sintomatología. Solo en casos extremos y en los que los prolapsos afecten muy negativamente a la calidad de vida, se aconseja barajar la posibilidad de una intervención quirúrgica para poner una malla.

Los ejercicios hipopresivos son muy beneficiosos sobre los prolapsos, ya que tonifican sobre todo las fibras tónicas e involuntarias del suelo pélvico y ejercen un efecto de succión sobre los prolapsos, de manera que ascienden durante las apneas y en posiciones de declive, permitiéndonos de esta manera trabajar la faja abdominal de manera segura.

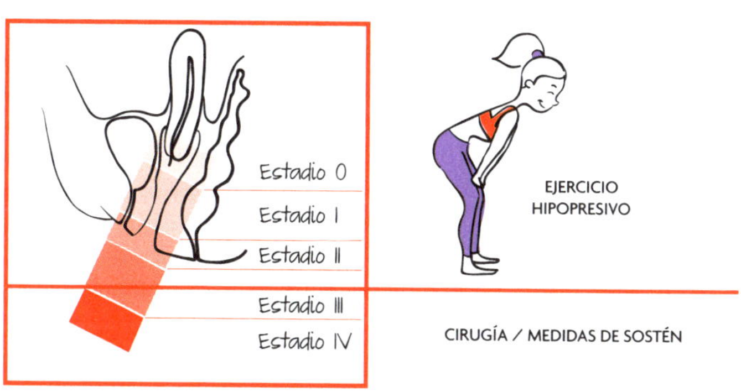

DOLOR EN ALGUNAS POSTURAS SEXUALES

El dolor asociado al coito con penetración se denomina dispareunia. Al igual que en los prolapsos, hay varios grados. En el grado I existe dolor pero no se imposibilita la relación. El dolor puede ser superficial o profundo dependiendo de qué lo ocasione, una hipertonía superficial del suelo pélvico o un prolapso o descenso orgánico profundo suelen ser las causas más comunes. En el grado II se imposibilita la penetración en algunas ocasiones, no siempre. En el grado III, el dolor imposibilita siempre la penetración.

En el caso de que se sufra dolor ante la penetración profunda, las causas más comunes son:

- Endometriosis.
- Congestión pélvica.
- Lesiones en el tejido fascial.
- Adherencias derivadas de alguna intervención quirúrgica.

En el caso de que el dolor se presente al principio de la penetración, las causas más comunes son:

- Déficit de estrógenos.
- Sequedad vaginal.
- Cicatrices por las adherencias de episiotomías o desgarros.
- Vaginismo, del que hablaremos más adelante.
- Vestibulitis o vaginitis, asociado a procesos inflamatorios.

En cualquier caso, el dolor relacionado con las relaciones sexuales debe ser tratado y valorado por un profesional fisioterapeuta experto en uroginecología y fisiosexología. La calidad de vida de las personas que las presenten se ve gravemente afectada.

MENSTRUACIONES DOLOROSAS

Las menstruaciones muy dolorosas e incapacitantes no son normales, no nos debemos conformar con un cojín de calor o ibuprofeno en vena por el simple hecho de sangrar una vez al mes. Las menstruaciones con estas características se denominan dismenorrea. Puede que siempre hayas sufrido dismenorrea y te hayan dicho que es lo normal, por lo que lo más probable es que sufras dismenorrea primaria. En este caso, la actividad de la hormona prostaglandina que se produce en el útero suele ser la causante. Aun así, siempre se debe valorar la situación y hay tratamientos conservadores, no medicalizados, que pueden ayudarte a mejorar. La osteopatía visceral, en este caso, suele ser de gran ayuda.

En otras ocasiones, la dismenorrea aparece después de haber tenido menstruaciones sin dolor. En este caso, el dolor suele estar relacionado con alguna disfunción visceral pélvica o del útero. La causa suele asociarse a la endometriosis, la inflamación de tejidos, miomas, enfermedades de transmisión sexual o estrés.

Los remedios caseros más exitosos para el dolor menstrual en casa:

- Saquitos de semillas de calor en el abdomen bajo, debajo del ombligo. Son más recomendables que las mantas eléctricas porque el calor no es constante y el tejido no se acostumbra.
- Tomar duchas o baños calientes.
- Masajearse con las puntas de los dedos en movimientos circulares en el abdomen bajo.
- Técnicas de relajación o infusiones calmantes.
- Mantener las piernas elevadas o acostarse de lado en posición fetal.
- Ejercicios de báscula pélvica y movilidad sacroiliaca.

DOLOR PÉLVICO CRÓNICO

En ocasiones, se sufre un dolor situado en la zona pélvica, perineal, óseo, visceral o nervioso, al cual no se asocia ninguna causa objetiva. Este dolor es constante, persistente, con picos de dolor más severos pero, por lo general, mantenido. A este dolor, sin causa aparente, se le denomina dolor pélvico crónico. Como todos los dolores permanentes, la causa final es una mala transmisión del sistema nervioso central del estímulo doloroso. Pudo haber tenido una causa simple de resolver, pero al no dar con ella o dejarse pasar, este dolor ya se mantiene en el sistema nervioso, aunque la causa inicial del dolor haya desaparecido. En otras ocasiones, la causa puede ser psicoemocional. En cualquier caso, el abordaje del dolor pélvico crónico debe ser multidisciplinar. El primer paso es entender cómo se genera el dolor en nuestro sistema nervioso, no es cosa de nuestra imaginación, no estamos locas y no somos unas quejicas. El dolor existe aunque la causa inicial desaparezca, el simple hecho de entender esto ayuda a la gestión del dolor y a la calidad de vida. La fisioterapia, los grupos de apoyo y la terapia psicológica son parte del tratamiento multidisciplinar de esta disfunción.

VAGINISMO

Esta disfunción ocurre cuando a la mujer le es imposible introducir un dedo, tampón o pene en el introito vaginal, aunque el deseo sexual siga presente y la excitación se produzca. Ocurre cuando la musculatura superficial del periné se cierra, en ocasiones, afecta también a la musculatura profunda, volviéndose rígida e inflexible. Este mecanismo de defensa suele ir asociado a factores emocionales de vivencias personales, por lo que es importante gestionar el tratamiento de manera multidisciplinar, con el fisioterapeuta y el área de psicología.

1.4 TU SUELO PÉLVICO, A EXAMEN

En una valoración del suelo pélvico un fisioterapeuta especialista en uroginecología explorará los tejidos musculares, óseos, nerviosos y conjuntivos correspondientes al abdomen, columna, pelvis y al suelo pélvico, así como una exploración de la postura en general, para determinar cuál es la causa principal que puede estar causando una sintomatología dolorosa o incontinencia.

El objetivo es reunir todos los datos de la historia clínica del paciente, sintomatología y exploración física que puedan ser relevantes a la hora de hacer un juicio lógico y determinar una causa de disfunción.

Una valoración de ginecología o de la matrona no examina las mismas cosas que una valoración de fisioterapia. Antes de comenzar cualquier tipo de tratamiento o entrenamiento es muy importante hacer una primera entrevista y una valoración exhaustiva del abdomen y del suelo pélvico. Esto nos va a permitir saber cuáles serán los objetivos que se plantearán en cada tratamiento acorde a las causas de disfunción, no a la sintomatología. Además, aportará las herramientas más adecuadas para lograrlos.

Una valoración completa consiste en:

1. Una entrevista en la que se realizan una serie de preguntas que efectúa el fisioterapeuta acerca del motivo de la consulta, los antecedentes médicos de la paciente, su profesión y deportes que realiza, así como los síntomas que sufre, entre otras cosas.
2. La exploración física. Es necesario continuar la valoración con una exploración física del abdomen y del suelo pélvico. Primeramente, se realizará una exploración visual. Es importante observar aspectos como el estado de la piel y las cicatrices de episiotomías, cesáreas o desgarros perineales, postura, patrón respiratorio, tono del diafragma, estado de las estructuras viscerales, exploración intracavitaria vaginal y anal.
3. Después, se lleva a cabo una palpación de la musculatura abdominal y del suelo pélvico. Se valora el estado de la musculatura profunda, si existe diástasis y si los reflejos de contracción del abdomen y del periné ante esfuerzos están presentes. Por último, se realiza una exploración intracavitaria vía vaginal. En esta se valorará el estado de la musculatura del suelo pélvico, su tono, su fuerza y sus reflejos. Además, analizará la estática pélvica, para poder detectar las posibles causas de incontinencia o detectar prolapsos si los hubiera.
4. Se realizará test de valoración de la musculatura del suelo pélvico. Valoran la fuerza, la resistencia, la velocidad y la existencia de puntos de tensión o contracturas musculares.

Es importante saber que cada paciente necesita una valoración y un tratamiento individualizados. La valoración siempre se realiza con un total respeto hacia la intimidad de la paciente y en ningún caso produce ningún dolor. En la salud siempre es mejor prevenir que curar, por eso, os animamos a que si estáis embarazadas, acabáis de dar a luz, tenéis incontinencia, os han diagnosticado un prolapso, etc. acudáis a un fisioterapeuta especialista en suelo pélvico que os valore.

1.5 EL PARTO, LA PRUEBA DE FUEGO

Sin lugar a dudas, el embarazo y el parto son los traumatismos más agresivos que sufrirá el suelo pélvico a lo largo de nuestras vidas. Incluso si no has tenido un parto vaginal, el embarazo supone un peso extra mantenido durante 9 meses, 270 días.

Es por ello que el trabajo del suelo pélvico no debe asociarse solo a la etapa posparto, es importantísimo entrenar su fuerza, resistencia y elasticidad durante los 9 meses de gestación. No solo para que sea capaz de soportar este peso, sino también por el rol tan importante que juega esta musculatura en el momento del expulsivo del parto.

Una vez se ha completado el proceso de dilatación del parto, el bebé baja hasta el estrecho inferior de la pelvis gracias a las contracciones uterinas, cuando se produce el fenómeno al que llamamos encajamiento. Es en este momento cuando la musculatura del periné toma relevancia, ya que es cuando la cabeza se encuentra con el suelo pélvico y comienza la fase del expulsivo. El reflejo del expulsivo ocurre cuando la cabeza del bebé presiona el suelo pélvico, y es aquí cuando la mujer nota las ganas incontrolables de empujar. Es la última barrera que debe pasar antes de nacer. La musculatura y el tejido de su alrededor debe ser lo suficientemente elástico para poder dar de sí, primero por la parte posterior y luego por la parte anterior, sin producir ningún desgarro. Y, además, debe tener el suficiente tono para que su volumen sea mayor y pueda volver a sus límites plásticos originales, manteniendo la estática pélvica y cumpliendo de nuevo sus funciones esfinterianas y sexuales.

Existen varias herramientas terapéuticas para poder preparar el suelo pélvico para este momento.

- Lo principal es realizar un buen entrenamiento de la fuerza máxima, la potencia de contracción y la resistencia durante el embarazo, para que vaya ajustando su tono al peso del útero que va aumentando progresivamente sobre él.
- El masaje perineal es un masaje que se realiza por fuera y por dentro el tejido conjuntivo y muscular. Debe realizarse a partir de la semana 34 de embarazo. Es importantísimo realizarlo primero con un profesional, para que enseñe a la pareja de la mujer embarazada a realizarlo y poder hacerlo en casa. En el caso de no tener pareja, es preciso que lo realice siempre un profesional. Con este masaje, se consigue preparar al periné para dotarlo de la flexibilidad necesaria para poder pasar por la fase expulsiva del parto con total integridad, evitando desgarros y episiotomías.
- El EPI-NO. Es un dispositivo con forma de globo que va unido a un manómetro de presiones. Este globo puede hincharse hasta poder conseguir un volumen igual al que ocuparía la cabeza del bebé. Con él, se entrena la manera de pujar durante el expulsivo y se entrena la resistencia y elasticidad del suelo pélvico, para asegurarnos que el parto podrá transcurrir sin desgarros ni lesiones. Por este motivo se llama EPI-NO, Episiotomía-NO. La episiotomía es un corte que realiza el profesional sanitario encargado del parto para evitar que haya desgarros musculares en el momento del expulsivo, ya que es mejor un corte controlado que un desgarro natural incontrolado. El problema es que el uso de esta técnica se ha extendido hasta llegar a hacerla por protocolo, no como medida preventiva, en todos los partos. La realización de este corte tiene serias consecuencias, ya que es doloroso en la recuperación, el tejido se quedará

adherido, podrá aparecer dolor en las relaciones sexuales, problemas en la lubricación del introito vaginal e infección de los puntos. Cada vez hay más concienciación sobre el uso de esta técnica y sobre las medidas preventivas que se deben tomar para evitarla.

Siempre es preferible prevenir que curar. Por ello, es necesario el cuidado del suelo pélvico durante la gestación, para asegurarnos un periné íntegro y una buena recuperación posparto, que nos devolverá la funcionalidad y capacidad de realizar nuestras actividades diarias sin complicaciones.

1.6 ¿HABLAMOS DE SEXO?

La Organización Mundial de la Salud (OMS, 2006) define la sexualidad como «un aspecto central del ser humano, presente a lo largo de su vida. Abarca al sexo, las identidades y los papeles de género, el erotismo, el placer, la intimidad, la reproducción y la orientación sexual. Se vive y se expresa a través de pensamientos, fantasías, deseos, creencias, actitudes, valores, conductas, prácticas, papeles y relaciones interpersonales. La sexualidad puede incluir todas estas dimensiones, no obstante, no todas ellas se vivencian o se expresan siempre. La sexualidad está influida por la interacción de factores biológicos, psicológicos, sociales, económicos, políticos, culturales, éticos, legales, históricos, religiosos y espirituales».

Las disfunciones sexuales alteran gravemente la calidad de vida del individuo. Son la problemática sexual más frecuente. Un 40-46 % de las mujeres adultas presentan un síndrome de deficiencia sexual y el 12 %

de ellas lo viven con angustia. Las disfunciones sexuales afectan al 32 % de los hombres.

Normalmente cuando hay una disfunción se aborda desde lo emocional o desde lo orgánico, no desde el punto de vista funcional del cuerpo. Sin duda, el mejor abordaje de la sexualidad es el multidisciplinar, y en él, conocer tu propio cuerpo juega un papel clave. Por ello, para entender el punto de vista funcional de la sexualidad y abordar estas disfunciones al cien por cien, es necesario involucrar al suelo pélvico y entender su rol sexual.

Como se ha explicado anteriormente en el apartado de anatomía, no todo está en la cabeza. El tejido muscular, conjuntivo y su óptima función y movimiento desempeñan un papel importantísimo en la sexualidad, en el coito y en el orgasmo.

¿Alguna vez te has puesto ropa interior nueva y sexi; y te has sentido más segura de ti misma? Lo mismo ocurre cuando conoces tu anatomía y te sientes cómoda con ella.

Explorarse la pelvis, conocer qué funciones hacen los diferentes músculos y saber activarlos es clave para conocer tu propia sexualidad y sentirse a gusto con ella. Explórate, mírate en el espejo, experimenta con tu periné, cierra los ojos y siente hasta dónde puede ascender, en qué direcciones se mueve. Es necesario conocerse para poder sentir.

Los problemas más comunes que afectan a la sexualidad desde la función del suelo pélvico son:

- Hipertonía muscular. El dolor, la peor vascularización provocará que el fenómeno de erección del clítoris o del pene sea más defectuosa.
- Déficit vascular. La vascularización afecta a numerosas funciones del periné, un problema vascular puede provocar un dolor en el fondo de la vagina porque el pene

choque contra un edema, que haya poca lubricación en la mujer, peor erección en el pene del hombre o en el cuerpo del clítoris.

- Déficit de la elasticidad. Puede darse una dispareunia (dolor en el coito con penetración) por adherencias de tejido por cicatrices, problema en los niveles de estrógenos y colágeno o la presencia de liquen.
- Hipotonía del periné. Cuando hay un bajo tono o debilidad muscular puede ser más difícil llegar al orgasmo.

Por ello, si te sientes identificada con alguno de ellos, es importante realizar una valoración del suelo pélvico y detectar cuál es la función que está fallando y cómo ponerle remedio.

CAPÍTULO 2

¿Qué le pasa a tu suelo pélvico a lo largo de tu vida?

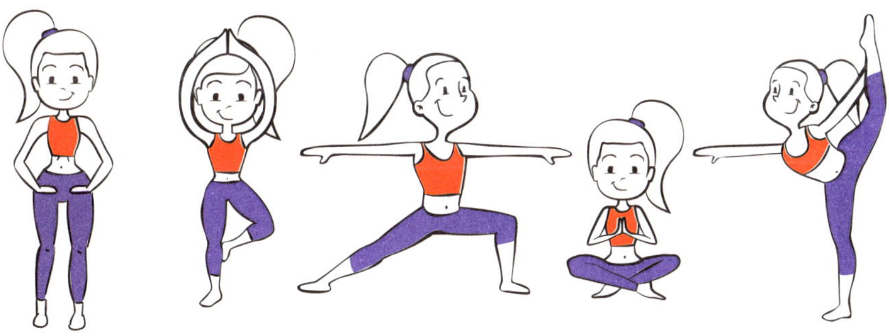

Si pensabas que esto del suelo pélvico era cosa de la edad, que solo afectaba a personas mayores, y a ti, todavía joven y lozana —porque así nos sentimos todas—, con tu piel tersa, todo esto te sonaba a cuento chino, lamentamos enormemente bajarte de tu mundo idílico y ponerte los pies en la tierra. Esto del suelo pélvico y todo lo que conlleva, querida amiga, se empieza a trabajar desde la más tierna infancia. Como lo oyes, desde que una empieza a controlar sus esfínteres y a intentar no hacerse pipí (que me lo digan a mí, que estoy en plena tarea de quitarle el pañal a mi hijo), hay que cuidar el suelo pélvico, y tanto de niños como de niñas. Mención aparte el tema del embarazo, el posparto y la menopausia, que daría para un libro entero en sí.

Una buena salud perineal y pélvica es imprescindible para el normal desarrollo de nuestra fisiología, lo que nos permitirá realizar con normalidad nuestras actividades del día a día.

Aun así, el periné ha sido el gran olvidado siempre de la medicina y la anatomía, porque cuando deja de funcionar con normalidad es cuando nos damos cuenta del rol tan importante que juega en la salud física y mental.

Al igual que el resto de los sistemas de nuestro cuerpo, el sistema urogenital va desarrollándose a lo largo de las diferentes etapas vitales, cumpliendo ciclos y asumiendo funciones diferentes. Por eso es tan importante conocer el rol que juega, en cada una de las diferentes etapas.

El sistema urogenital se empieza a desarrollar en el feto alrededor de la semana 6-12 de gestación:[1] primero la vejiga y luego el músculo detrusor, que es el que ejerce presión en la vejiga para dar la sensación que tenemos ganas de hacer pis, y a hacerlo.

Cuando cumplimos 4 años aproximadamente[1], el sistema en los niños se encuentra completo y maduro. Y es, además, en esta etapa cuando comenzamos con la llamada «socialización de sus esfínteres». Es decir, les decimos a los pequeños cuándo, dónde y porqué deben ir al baño. Este periodo es tan importante que varios estudios epidemiológicos demuestran que las disfunciones del sistema urogenital en adultos vienen arrastradas desde la infancia[2]. Así que debemos analizar los cuidados del suelo pélvico en la infancia.

2.1 INFANCIA

Como hemos visto, el suelo pélvico no es solo cosa de mujeres adultas. Es imprescindible conocer los tiempos y el desarrollo normal del sistema urogenital en la infancia para poder respetar al máximo sus fases y prevenir disfunciones tempranas que puedan permanecer hasta la vida adulta.

El control de esfínteres ocurre entre los 2 y los 4 años de edad[3], dependiendo de una gran variedad de factores, no solo físicos, sino también emocionales y sociales. Es un proceso fisiológico y natural que ocurre por sí solo. Aunque como padres y/o educadores podemos guiar a nuestros pequeños y hacer el proceso más cómodo para ellos, los niños deben alcanzar un determinado nivel de madurez física y mental antes de estar preparados para comenzar con el control de esfínteres [3]. Es importante conocer que es un proceso que lleva tiempo y que cada niño se tomará el suyo, que pueden ser meses o años.

Los expertos nos dan algunos consejos para acompañar a los pequeños hacia el control de esfínteres[4]:

- Nos debemos asegurar de invertir tiempo y atención a este proceso. No es recomendable elegir un momento de cambios para quitar el pañal: por ejemplo, que no coincida con una mudanza o con el nacimiento de un nuevo hermano. Puede resultar más sencillo durante los meses más cálidos, dado que el niño usará menos ropa, lo que facilita todo mucho más.
- Es importante enseñar a comunicar a los pequeños y reconocer su lenguaje no verbal, como cuando sabemos exactamente qué les duele o si tienen sueño o hambre. Hay que enseñarles las palabras adecuadas que deben usar para expresar sensación de pis o caca. Es tan importante aprender a comunicar como ponerles las cosas fáciles y vestirles con prendas fáciles de quitar: pantalones sin botones, por ejemplo. Pero, retomando el punto anterior, si tienen oportunidad de ir sin ropa, mejor que mejor.
- Felicitar al niño si avisa que necesita ir al baño, incluso si no llega a tiempo o se lo vuelve a hacer en el pañal. Es importantísimo no castigar a los pequeños por no haber conseguido aguantar las ganas hasta llegar al baño, para evitar alteraciones emocionales. La normalización de este proceso motivará a los niños.
- De tal palo tal astilla: debemos permitir que los niños nos observen cuando vamos al baño, para normalizar el proceso y enseñar con naturalidad. Los niños aprenden observando. Sí, eso que te habían dicho de que cuando tienes hijos ya no vuelves a ir sola al baño, es cierto.

Hay un abanico muy amplio de tiempo entre unos niños y otros y, además, se considera normal que el control nocturno de la vejiga y los intestinos pueden alcanzarse meses o incluso años después de que un niño logre el control diurno. Pero entonces ¿cómo sé cuándo debo acudir a un profesional para descartar patologías? El protocolo indica que[5]: «Si el niño no ha aprendido o se niega a controlar los esfínteres después de varios meses, o si tiene más de 4 años, consulte con su médico de cabecera».

Las disfunciones más comunes[1] en relación al sistema urogenital en pediatría y que pueden prevalecer en la vida adulta son la enuresis y la incontinencia diurna. De hecho, ya se observó en 1999 que muchos adultos con incontinencia urinaria de urgencia habían padecido alguna de estas dos disfunciones en la infancia[1]. Después de la incontinencia, nocturna o diurna, las disfunciones más comunes están relacionadas con el tracto anorrectal, como la encopresis y el estreñimiento.

Hagamos un breve resumen sobre las disfunciones más comunes para saber reconocerlas y actuar con base en ellas:

ENURESIS

Es la pérdida de orina que ocurre durante la noche en niños mayores de 5 años. Alrededor de un 5 % y un 10 % de los niños de 7 años la padecen, lo que supone un alto estrés emocional para el niño que puede llegar a afectar su autoestima y generar graves consecuencias en la vida adulta. Es importante para los padres observar la conducta del niño, ya que es importante para el personal médico conocer si ha habido previamente periodos en los que el niño no haya padecido la incontinencia. Si siempre ha cursado síntomas de enuresis, se puede considerar la posibilidad de que exista un defecto congénito o una anomalía anatómica. En el caso en el que haya periodos en los que permanece seco, se podría asociar a ciertos comportamientos que puedan derivar en incontinencia, como, por ejemplo, orinar con poca frecuencia porque en el colegio no les permitan salir de clase u orinar en una posición incorrecta en el caso de las niñas, con las piernas demasiado juntas y apretadas, lo que puede ocasionar que la orina pueda acumularse en la vagina durante la micción y, a continuación, gotear cuando la niña se pone de pie.

Las causas más comunes para desarrollar enuresis son[6]:

- Retraso del desarrollo.
- Control de esfínteres todavía incompleto.
- Una vejiga que se contrae antes de que esté completamente llena.
- Ingerir demasiado líquido antes de acostarse.
- Problemas para despertarse (por ejemplo, si se duerme muy profundamente).
- Antecedentes familiares (si uno de los progenitores sufría incontinencia nocturna, cada uno de sus hijos tiene una probabilidad del 30 % de sufrirla, aumentando hasta un 70 % si ambos progenitores la sufrían).

Si tu hijo tiene síntomas de enuresis, te recomiendo que acudas a un profesional de inmediato.

En el caso de que un niño de más de 6 años de edad padezca un síntoma repentino y aislado, tendremos que prestar más atención. Si le vuelve a ocurrir, habría que acudir a un profesional; si es un hecho aislado, no deberías alarmarte. En cuanto al tratamiento[6], la estrategia más eficaz a largo plazo es instaurar una alarma de enuresis (o alarma de pipí) es un dispositivo que tiene un sensor de humedad y emite un sonido, luz o vibración cuando detecta la humedad, así, despierta al niño para que acuda al baño a orinar. Los profesionales aseguran que la tasa de éxito puede alcanzar el 70 %, eso sí, siempre que el niño esté motivado para dejar de mojar la cama y la familia esté involucrada en el proceso. Pueden pasar hasta 4 meses para que los síntomas se resuelvan por completo. Lo que nunca, bajo ningún concepto se debe hacer, es castigar a los niños por mojar la cama, porque puede provocar un grave daño en la autoestima.

Algunos fármacos también pueden disminuir el número de episodios de enuresis nocturna. Sin embargo, la enuresis se reanuda en la mayoría de los niños cuando se suspende el medicamento.

INCONTINENCIA URINARIA

También a veces llamada enuresis diurna, se suele producir por las siguientes causas[6]:

- Una vejiga irritada a causa de una infección urinaria o porque algo la está presionando (como un recto lleno a causa del estreñimiento).
- Una vejiga hiperactiva, que se contrae antes de que esté completamente llena.
- Reflujo uretrovaginal en el caso de las niñas (también llamado micción vaginal), que ocurre en niñas que orinan en una posición incorrecta, como se ha explicado anteriormente.
- Anomalías anatómicas (por ejemplo, un uréter fuera de lugar en las niñas o una obstrucción urinaria congénita).
- Debilidad del esfínter urinario, que controla la salida de orina de la vejiga (por ejemplo, debido a una anomalía de la médula espinal).
- Los profesionales advierten de que la incontinencia urinaria diurna debe alarmarnos como padres en el caso de que siga ocurriendo más allá de los 6 años de edad.

¿Qué hago en el caso de que mi hijo sufra algún síntoma[6]? La elección del tratamiento se basará en la valoración del profesional, quien hará las pruebas pertinentes para localizar la causa inicial de incontinencia. Entre los tratamientos propuestos habitualmente, destacan:

- La realización de ejercicios de contención de orina (para fortalecer el esfínter urinario). Siempre recomendados por un fisioterapeuta experto en uropediatría.
- Intentar alargar cada vez más en el tiempo el número de veces que orina el niño al día (si se cree que puede tener el músculo detrusor, de la vejiga, débil) a través del refuerzo positivo y la micción programada.
- Utilizar la tecnología, como dar al niño un reloj que vibra o que emite una alarma para recordarle que tiene que orinar. Esta herramienta es preferible a que sea un progenitor quien se lo recuerde, ya que no tendrá esa presión de satisfacer la orden de su padre o de madre, y facilitará su proceso cognitivo.

ENCOPRESIS

La encopresis ocurre cuando un niño mayor de 4 años alterna estreñimiento con escapes, diurnos y nocturnos, de heces pastosas. Lo que ocurre es que si el niño ha sido estreñido y las heces son duras y secas, se atascan provocando una retención fecal. El niño luego evacua solo heces húmedas o casi líquidas que pasan alrededor de las heces duras. La encopresis la debe diagnosticar el médico especialista. Según los profesionales, para considerar el diagnóstico de la encopresis, el escape debe ocurrir al menos una vez al mes durante tres meses en niños mayores de cuatro años.

La casuística de la encopresis puede ser muy diversa. Según explica la Clínica Mayo[7]:

- **Estreñimiento:** La mayoría de los casos de encopresis son resultado de un previo estreñimiento. Cuando tiene estreñimiento, las heces del niño son duras, secas y pueden ser difíciles de pasar. Como resultado, el niño evita ir al baño, lo cual empeora el problema. «Cuanto más tiempo permanezcan las heces en el interior, más difícil es expulsarlas. El colon se estira y, finalmente, afecta a los sensores que avisan de cuándo es momento de ir al baño.» Cuando el colon está demasiado lleno, puede haber pérdidas de heces blandas o líquidas por fuera de las heces retenidas o pérdida del control del movimiento intestinal.

- **Problemas emocionales:** El estrés emocional puede ocasionar encopresis. Y, ¿cómo se estresa un niño de 4 años? Puede sentir estrés por diversas causas, por ejemplo, un motivo puede ser que el aprendizaje para usar el inodoro haya sido demasiado temprano y los familiares hayan ejercido demasiada presión sobre el niño. Se debe asumir que un niño pequeño es incontinente y tener paciencia en su proceso de aprendizaje. También pueden ser motivos de estrés los cambios en la vida del niño, tales como cambios nutricionales, dejar los pañales, comenzar la guardería o incluso celos por un hermano nuevo.

Los profesionales dan estos consejos para la prevención:

Se debe evitar el estreñimiento a toda costa. Debemos proporcionar a nuestro hijo una dieta equilibrada con alto contenido en fibra, restringir su ingesta de productos procesados y azúcares añadidos y, además, asegurarnos de que bebe suficiente agua.

Hay que evitar empezar demasiado temprano o forzarle demasiado a usar el baño. Como dijimos previamente, el niño debe estar preparado y cada uno marca sus propios tiempos.

Debemos fomentar siempre el refuerzo positivo y evitar frases como: los lugares públicos están demasiado sucios. Una causa frecuente de estreñimiento es limitar al niño el espacio donde pueda ir al baño, ya que nosotros, como adultos, también lo hacemos. Los niños, como nosotros, deben escuchar sus ganas de ir al baño y evacuar siempre que el cuerpo lo pida.

Es importante entender que la encopresis no solo se produce por motivos físicos, también pueden ser emocionales y conductuales. Por ello, es necesario que se realice un trabajo multidisciplinar donde médicos, psicólogos y fisioterapeutas trabajen de la mano para diagnosticar, tratar y prevenir que aparezca.

ESTREÑIMIENTO

Se puede considerar que un niño es estreñido cuando va al baño y las heces son duras y la evacuación dolorosa. La encopresis, de la que hemos hablado antes, es una disfunción totalmente diferente.

Cuando un niño nace, hace caca de manera automática y refleja cada vez que come. Esto se llama reflejo gastrocólico. Cuando el estómago se llena, manda una orden cerebral para que se produzca la defecación. A las 8 semanas aproximadamente el ano consigue tener la suficiente fuerza para poder retener las heces. Aun así, una vez lograda esta fuerza, los niños no tienen control sobre él. Por ello, en los lactantes, a veces ocurre que ellos sienten el reflejo gastrocólico después de cada comida pero su ano está cerrado, por lo que no pueden hacer caca. También ocurre que relajan el ano cuando no se produce el reflejo defecatorio, por lo que tampoco consiguen expulsar nada. En estos casos, en los que los niños pueden estar incluso días sin hacer caca, solo podremos confirmar que se trata de un caso de estreñimiento real cuando las heces son duras y secas. El estreñimiento en lactantes puede ocurrir en el paso de la leche materna a la leche de fórmula o al introducir alimentos sólidos en la dieta.

¿Y qué puedo hacer si mi bebé está estreñido?

Las abuelas te dirán que remover una ramita de romero dentro del ano es la mejor opción, aunque entre ellas discutirán si es mejor el romero o el laurel. El caso es que lo realmente beneficioso es estimular el ano para que se relaje. Muchos pediatras recomiendan los enemas de glicerina, aunque si el bebé es menor de dos años solo se deberá usar menos de la mitad del supositorio. La mejor recomendación es esperar a notar que el bebé está intranquilo, como apretando, ya que ese es el momento en el que ocurre el reflejo gastrocólico.

A medida que los niños van creciendo y hasta los dos años, normalizarán el uso del pañal, y a partir de los 24 meses los expertos recomiendan empezar el proceso de aprendizaje de autonomía en el baño. Lógicamente, cada niño sabrá si está preparado o no para poder usar el orinal, así que no fuerces a tu hijo a usar el baño aunque el resto de su clase ya lo haga. Una de las principales causas de estreñimiento en niños de esta edad es la presión social a la que se ven sometidos en cuanto al aprendizaje de la autonomía del control de esfínteres. Tampoco se debe interpretar la caca como algo sucio y que está mal hacérselo encima, aunque siempre se les debe animar a usar su orinal, intentando insistir en las horas en las que comúnmente ellos hagan caca para facilitar el proceso.

Estas son algunas de las causas del estreñimiento:

- Contener las ganas por miedo o inseguridad de usar el inodoro o porque las heces son dolorosas porque están demasiado duras.
- No querer interrumpir los juegos u otras actividades, es muy habitual que no les apetezca dejar lo que están haciendo en ese momento cuando llega la necesidad, igualito que los adultos.
- Comer poca fibra.
- No beber suficientes líquidos.

Al igual que en los lactantes, el uso de enemas en niños pequeños también puede ser una solución. Aunque la mayoría de los niños resuelven su estreñimiento con la creación de nuevos hábitos, siempre debe ser el profesional el que nos guíe sobre qué decisión tomar.

SÍNDROME DE MICCIÓN NO COORDINADA

Es un síndrome más común en niños que en adultos. Ocurre cuando el músculo de la vejiga, el detrusor, se contrae para comprimirla y expulsar la orina mientras que los músculos del suelo pélvico y el esfínter siguen apretados. En condiciones normales, cuando el sistema madurativo está lo suficientemente desarrollado, el suelo pélvico y el esfínter deben relajarse mientras el detrusor se contrae. Todo esto debe ocurrir de manera coordinada e inconsciente para permitir la micción, pero en este caso, se contraen obstruyendo la micción e imposibilita a los niños a realizar el vaciado completo de su vejiga. Además deben apretar y realizar una prensa abdominal para poder forzar la micción.

Cuando nacemos, la vejiga se vacía de manera involuntaria gracias a un reflejo con el que nacemos. Los bebés no tienen consciencia sobre el control del esfínter hasta los 3-5 años, cuando generan la consciencia de poder controlar sus esfínteres, pudiendo iniciar, parar e inhibir las ganas de orinar. En los casos de micción no coordinada, no son capaces de vaciar por completo la vejiga, ya que hay una descoordinación del músculo que debe apretar la vejiga, el detrusor, el esfínter de la uretra y el suelo pélvico. Se contraen todos a la vez, de manera que el detrusor aprieta la vejiga a la vez que se contrae el esfínter y el suelo pélvico, por lo que aparecen las ganas de vaciar sin poder hacerlo.

Las causas de esta descoordinación aún no están muy claras. Los expertos creen que se suele producir en el periodo en el que aprenden a controlar los esfínteres [8]: «La causa de esta anomalía adquirida todavía no está aclarada en la actualidad. La persistencia en la fase de transición del control miccional, en el que el niño aprende a suprimir la micción mediante la contracción voluntaria del esfínter externo, o la consecuencia de la respuesta normal del niño a las contracciones no inhibidas del detrusor, podrían ser la causa de la micción no coordinada».

¿Qué debo hacer si creo que mi hijo tiene micción no coordinada?

Como siempre, acudir a un médico especialista para poder llegar a un diagnóstico concreto de la causa y realizar el tratamiento más adecuado. En condiciones normales, el tratamiento recomendado es la fisioterapia especializada, ya que mediante unas técnicas de reeducación del control de esfínteres y suelo pélvico, se puede llegar a revertir este comportamiento de manera no invasiva.

2.2 LA ADOLESCENCIA

En el 2015, se publicó un estudio en EE. UU.[9], «A Pelvic Health Curriculum in School Settings: The Effect on Adolescent Females' Knowledge» (Un currículum de salud pélvica en entornos escolares: el efecto en el conocimiento de las adolescentes). En él participaron 168 niñas, entre los 14 y los 16 años. Se les pasó un cuestionario de anatomía y conocimientos básicos sobre la salud pélvica. Las conclusiones fueron que el conocimiento de anatomía pélvica y el conocimiento de la función de los órganos genitales y su entorno fueron mínimos. El nivel de conocimiento anatómico fue muy bajo, la gran mayoría fueron incapaces de identificar la diferencia entre el agujero de dónde sale la orina del cuerpo o la abertura en la vulva. Estos hechos expusieron un grave problema de educación básica. La gran mayoría de nosotros no oímos hablar del suelo pélvico incluso hasta después del propio embarazo y, en la gran mayoría de los casos de disfunciones del periné, las causas provienen de la adolescencia. En el estudio se confirmó que la gran mayoría de las chicas experimentaban síntomas de muchas disfunciones diagnosticables del suelo pélvico y nunca habían hablado de ello, como estreñimiento crónico, infecciones del tracto urinario y pérdida del control de la micción a edades tan tempranas, condiciones que rara vez se tratan en las clases de salud generales o se hablan con los padres o profesionales sanitarios de referencia. Además, las niñas con periodos dolorosos faltaban al colegio al menos una vez por ciclo, lo que ya las deja en desventaja conforme al resto de los compañeros. Sin intervención o toma de conciencia sobre ello, estos síntomas se convierten en disfunciones crónicas en la edad adulta, lo que afecta seriamente a la calidad de vida. Las y los adolescentes creen que sus síntomas son normales o se sienten incómodos hablando con un médico al respecto. El resultado de la falta de normalización sobre la salud pélvica es que las disfunciones tratables empeoran y se vuelven crónicas, lo que provoca infertilidad, prolapsos, histerectomías evitables, dolores pélvicos crónicos, etcétera. «El impacto de los trastornos de la salud pélvica se extiende más allá de la pelvis, sobre todo en la adolescencia, con conexiones con la depresión y la ansiedad, la falta de actividad física, la mala calidad del sueño e interfieren con el normal desarrollo de la intimidad y la sexualidad.» (Missy Lavender, CEO Below your belt,)[10].

Ningún padre o madre, tutor, profesor o profesional sanitario se siente cómodo hablando sobre la salud pélvica y perineal con adolescentes, pero es un tema tabú que se debe normalizar, como cualquier otra parte del cuerpo, ya que es necesario para su salud en el momento y como futuros adultos. Hablar de salud pélvica no se debe confundir con hablar de sexualidad. Es importante explicar los conceptos anatómicos, las funciones básicas del periné, cómo y para qué funcionan y explicar lo importante que es saber reconocer síntomas que no son normales a tiempo, como escapes de orina en deportes de impacto o menstruaciones muy dolorosas.

Los adolescentes necesitan información y poder hablar de los temas tabús libremente, para convertirse en adultos más concienciados, respetuosos y libres. Necesitan recibir por nuestra parte, y por parte de los sanitarios, educación al respecto, para poder evitar embarazos indeseados en edad escolar y poder prevenir futuras disfunciones en la edad adulta.

En la actualidad la incontinencia urinaria afecta a 1 de cada 3 mujeres adultas y a 1 de cada 8 adolescentes.

Puede ser tan poco como una gota o tanto como mojarse la braguita entera. Puede suceder por muchas razones diferentes: el embarazo y el parto son las causas más conocidas, pero también pueden ocurrir si ha tenido tos durante mucho tiempo (como con el asma), si se esfuerza apretando en el baño, si tiene sobrepeso o si realiza ejercicio de alto impacto. Es importante transmitir esta información a las chicas jóvenes, que incluso suelen confundir la incontinencia urinaria con el sudor de la braguita después de hacer ejercicio.

Es importante también saber dar respuesta a las chicas con menstruaciones extremadamente dolorosas. Las chicas habitualmente no hablan de sus menstruaciones porque no creen que su dolor sea tan malo como el dolor por el que han pasado las adultas.

Se asocia el dolor de reglas muy dolorosas a algo genético. Se suele escuchar «a tu abuela también le pasaba, en tu madre y tu tía era mucho peor». Esto desarrolla una expectativa familiar de dolor y se desacredita la causa real del dolor, normalizándolo, cuando podría ser un signo de alguna disfunción o patología grave, ya que el dolor de regla no es algo normal e incluso puede ser indicativo de endometriosis, la cual requiere una laparoscopia para un diagnóstico definitivo, por lo que se puede pasar por alto fácilmente y desacreditar a la chica de exagerada o demasiado sensible al dolor.[11]

En conclusión, es necesario lanzar un programa de concienciación y educación eficaz en colegios, entornos sanitarios y gubernamentales, que permita a los adolescentes conocer qué es lo normal y qué no lo es, cómo es la anatomía y cómo funciona la sexualidad, el orgasmo y cuándo es apropiado buscar atención sanitaria. Mientras tanto, es nuestra responsabilidad como padres, madres, tutores y nosotros mismos, realizar este trabajo tan necesario.

2.3 LA EDAD ADULTA

El cuidado del suelo pélvico en la edad adulta se suele asociar al embarazo y al posparto, pero la realidad es que la salud perineal influye en nuestra calidad de vida durante el día a día.

Es necesario conocer cuáles son los factores lesivos del suelo pélvico que realizamos en nuestra vida cotidiana y sobre las que deberíamos prestar más atención, dejando a un lado el embarazo o cirugías específicas de la zona.

Un factor lesivo para el suelo pélvico y sobre el que no solemos tomar conciencia es el tipo de trabajo que desarrollemos. Realizar nuestra actividad laboral durante varias horas seguidas de pie y aguantando el pis porque no tenemos ni un segundo para ir al baño es lesivo para el suelo pélvico. Por un lado, estar de pie todo el día genera una presión constante sobre el suelo pélvico, en el caso de tener ya un debilitamiento de esta musculatura porque, además, realizamos deporte de impacto o hemos sido madres, empeorando cualquier posible descenso visceral o incontinencia que pudiese ser asintomática.

En el caso de no poder ir al baño cuando sientas la necesidad porque trabajas de cara al público, lo que estamos haciendo es acostumbrar a nuestra musculatura y vísceras a grandes capacidades de volumen, de pis o heces, lo cual afecta a la señal que estas vísceras mandan al cerebro cuando se están llenando. De esta manera, las vísceras superan los límites fisiológicos de capacidad de volumen, generando disfunciones como estreñimiento, o incontinencia por rebosamiento e infecciones.

Por otro lado, un puesto de trabajo en el que pasemos demasiadas horas sentadas sin levantarnos también genera una disfunción del suelo pélvico. En primer lugar por las malas posturas, normalmente hiperpresivas para el abdomen. En segundo lugar, porque se genera una inhibición de los glúteos. Si los glúteos están débiles, la pelvis no podrá mantenerse en una postura neutra, lo cual afecta a la tensión y tipo de contracción que el suelo pélvico debe generar. En el caso de los hombres, que no nos olvidamos de ellos, la presión de la próstata sobre la vejiga puede provocar un daño urinario e incluso afectar al rendimiento sexual, con disfunciones como la eyaculación precoz.

Otra condición que también es un factor lesivo para el periné es padecer sobrepeso. El sobrepeso genera esa hiperpresión constante y directa sobre el periné que si se junta con deporte de impacto y realizar un trabajo lesivo como los que hemos explicado previamente, la posibilidad de lesionar el suelo pélvico y sufrir una disfunción como un prolapso aumentan.

Además de estas situaciones, levantar pesos continuamente, sufrir alguna enfermedad pulmonar obstructiva, como el asma o incluso tocar instrumentos de viento pueden ser factores que faciliten la aparición de lesiones del suelo pélvico siempre y cuando no tengamos una consciencia activa sobre él y realicemos los cuidados adecuados.

Es necesaria la prevención, ya que vivimos en una sociedad en la que la sanidad está enfocada a los tratamientos sintomatológicos una vez que ha aparecido la patología y el objetivo real debería ser la prevención.

Ya sabemos, si hemos leído el capítulo uno, que el suelo pélvico debe tener un tono adecuado para ejercer sus funciones. Tan lesivo es tener el suelo pélvico débil (hipotono) como tenerlo excesivamente fuerte (hipertono).

Para conocernos más y mejor, vamos a ver cuáles son los síntomas que se relacionan comúnmente con el suelo pélvico hipertono y con el suelo pélvico hipotono.

SUELO PÉLVICO HIPOTONO

- IUE.
- Pérdida de heces o gases.
- Disfunción eréctil.
- Ausencia de excitación sexual.
- Bulto o pesadez vaginal cuando hay presencia de prolapso.
- Aire vaginal.
- Desviación del chorro miccional por hipermovilidad de la uretra.
- Estreñimiento por acúmulo de heces que no pueden salir con facilidad por la distensión de las paredes del recto.
- Hemorroides por hacer demasiada presión al empujar para defecar.
- Entrada de agua en la vagina.
- IUU.
- Caída del tampón o de las bolas chinas.
- Dolor lumbopélvico.

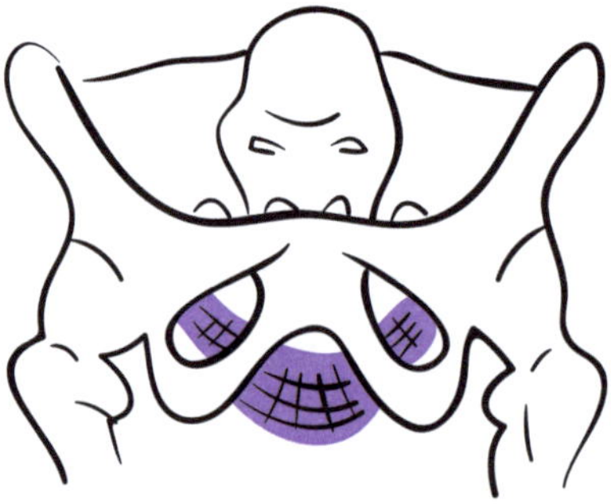

SUELO PÉLVICO HIPERTONO

- Dolor a la contracción muscular.
- Dispareunia: dolor en las relaciones sexuales en el momento inicial de la penetración.
- Dolor poscoital: dolor en el periné después de haber mantenido relaciones con penetración.
- Dolor poseyaculatorio.
- Ausencia de relajación: sensación de poder contraer el suelo pélvico pero no poder relajarlo.
- Pérdida de orina: incontinencia por rebosamiento o por un mal vaciado vesical.
- Obstrucción defecatoria: estreñimiento por excesivo tono en el esfínter anal.
- Estreñimiento distal.
- Ausencia de excitación sexual.
- Disuria: dolor en la micción.
- Disinergia vesica-esfinteriana: sensación de tener la vejiga llena pero no poder vaciarla.
- Polaquiuría: deseo de vaciado de la vejiga excesivo y varias veces al día.
- Hemorroides: por hacer demasiada presión abdominal a la defecación.

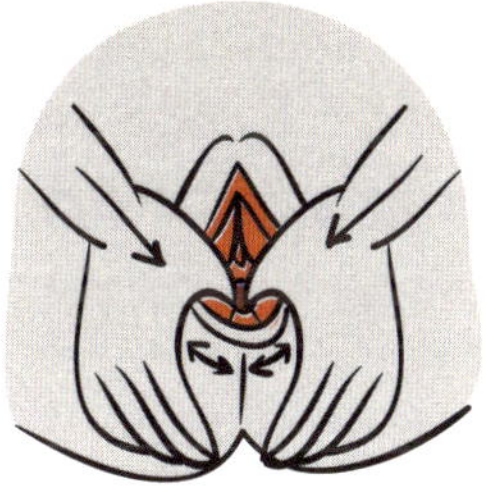

El masaje perineal es uno de los tratamientos que se realizan cuando el suelo pélvico tiene demasiada fuerza.

Y, por último, es importante hablar de un síndrome muy silenciado y común entre las disfunciones perineales y pélvicas en la edad adulta, el dolor pélvico crónico. Es un síndrome caracterizado por la presencia de dolor en la región pélvica (es decir, abdomen inferior, pelvis, por debajo de la cadera y por debajo del ombligo) que tiene una duración de al menos seis meses.

El dolor pélvico crónico es altamente incapacitante y genera un descenso de calidad de vida, ya que llega a afectar a las relaciones sociales con parejas y amigos.

El dolor pélvico crónico es difícil de diagnosticar, ya que no presenta un síntoma único ni continuo. Normalmente, no se encuentra la causa, lo cual lleva a las personas que lo sufren a un «peregrinaje» médico de diferentes especialistas y miles de pruebas invasivas sin resultado, que les hace sentirse solos, incomprendidos, cuestionarse sus propios sentimientos de dolor y su autoestima, llegando a ser tratados de «locos» en muchos de los casos y, finalmente, siendo derivados a psicología y abandonados por parte de los sanitarios. Lo común, es que la causa inicial que lo provocó desaparece, pero las estructuras afectadas son las responsables de la cronificación y del mantenimiento del dolor en el sistema nervioso, lo cual lleva a la exacerbación de los síntomas sin causa lesiva real.

Según la SEGO (Sociedad Española de Ginecología y Obstetricia) un 15 % de las mujeres en edad reproductiva presentan dolor pélvico crónico y refieren como síntoma principal: «La presencia de dolor continuo no resuelto y persistente en el abdomen inferior, periné, vagina, uretra, región vulvar y anal, con o sin relación con el coito, asociado o no a otros síntomas sugestivos de disfunción del suelo pélvico, y que afectan a su calidad de vida».

El dolor que presentan es muy cambiante:

- Puede ser constante y leve, o agudo e intermitente. A veces incluso parecido a un calambre.
- Puede sentirse en toda la región pélvica y no solo en un punto localizado.
- Puede definirse como presión en la región pélvica.
- Puede afectar a la capacidad de realizar la vida cotidiana y a las relaciones interpersonales.

Como en todo, para que un tratamiento sea eficaz debe ir estrictamente dirigido a la causa que provoca este dolor. Por ello, esta dolencia es tan problemática porque puede tener causas dentro del mismo sistema de la pelvis como en otros sistemas, como el digestivo. Además, pueden ser causas cíclicas, como asociadas a la ovulación, o causas no cíclicas, por lo que el diagnóstico se dificulta mucho más.

Si este es tu caso, nadie te ha podido dar un respuesta y llevas años dando vueltas entre ginecólogos, urólogos, medicina general, enfermería, fisioterapia, médicos rehabilitadores y atención primaria, no desesperes, hay muchos profesionales especializados en dolor pélvico crónico y puedes buscar ayuda en asociaciones de dolor pélvico crónico, donde trabajan muchas especialidades sanitarias para un diagnóstico y tratamiento multidisciplinar y completo.

2.4 EL EMBARAZO

El suelo pélvico sufre enormemente durante los 9 meses del embarazo, independientemente del proceso de parto que se vaya a tener (cesárea o parto vaginal).

Durante el embarazo, el útero, que normalmente pesa unos 70 g crece llegando a incrementar su peso hasta en 1 kg. Además, durante su desarrollo, se abre camino dentro de la cavidad abdominopélvica, desplazando las vísceras que encuentra por su camino.

Añadido a este aumento de peso, durante el embarazo tenemos un aumento de la hormona relaxina, que afecta sobre todo a los elementos de sujeción de las articulaciones, lo que aumenta la distensibilidad de ligamentos y tendones con el objetivo principal de facilitar el proceso del parto.

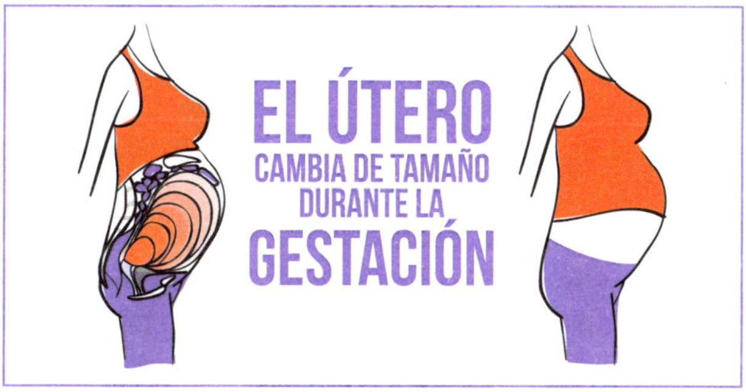

Fortalecer la musculatura del suelo pélvico ES IMPRESCINDIBLE en el embarazo, ya que lo estamos sometiendo durante estos nueve meses a un aumento de la presión.

Normalmente, se asocian las disfunciones del suelo pélvico, como la incontinencia urinaria, al posparto, debido a la alta incidencia de partos instrumentalizados y episiotomías, por lo que se conocen más los medios y tratamientos para solucionar el problema, que para prevenirlo.

El entrenamiento del suelo pélvico en el embarazo es fundamental, por las siguientes razones[12, 13]:

- Un suelo pélvico tonificado favorecerá el momento del expulsivo en el parto, al favorecer la rotación cefálica del bebé.
- El entrenamiento del suelo pélvico evitará partos instrumentalizados y desgarros, ya que será capaz de amortiguar el impacto del momento del parto y será lo suficientemente flexible para poder dar de sí sin lesionar el tejido[14].
- Practicar ejercicios de fuerza de resistencia del suelo pélvico durante el embarazo prevendrá su debilidad debido al peso soportado durante 9 meses, reduciendo los índices de incontinencia urinaria e incluso prolapsos.
- Las contracciones del suelo pélvico, siempre que haya una buena competencia abdominal, generan una respuesta de contracción refleja de la musculatura profunda abdominal, por lo que su entrenamiento favorecerá la tonificación, lo cual es beneficioso para prevenir lumbalgias mecánicas y grandes diástasis abdominales.

Durante el embarazo, la hormona progesterona produce una relajación de las paredes de la vejiga, lo que puede producir un aumento de su capacidad pero, además, la vejiga es desplazada y aplastada por el útero, lo que disminuye su volumen. Por esto, se produce un aumento de las micciones de hasta más de 7 veces durante el día y más de 2 durante la noche. Entra dentro de lo fisiológico un incremento de la incontinencia urinaria de estrés al final del tercer trimestre, aunque se puede prevenir. Y un incremento de la incontinencia de urgencia que se debe a la presión que ejerce el útero sobre las vísceras intrapélvicas y a los efectos de la relaxina sobre los ligamentos de la estática.

El suelo pélvico se debe entrenar en posturas de autoelongación y pelvis neutra, por lo que con su entrenamiento también tendremos beneficios posturales para poder evitar el conocido síndrome cruzado inferior, que veremos más adelante.

Mantenerse activa durante el embarazo es fundamental para prevenir lesiones asociadas al cambio postural, biomecánico y ponderal que ocurre durante estos 9 meses.

Además, el trabajo específico del periné facilitará el tan temido momento del parto y hará del posparto una etapa mucho más llevadera, despreocupándonos de lesiones como incontinencias, estreñimiento, diástasis y prolapsos.

¿Cómo trabajo mi suelo pélvico estando embarazada? Aquí tienes unas sencillas indicaciones:

1. Tomar conciencia sobre dónde está el periné, qué hace y sentir cómo se mueve.
2. Aprender a contraer y, sobre todo, relajar los músculos del suelo pélvico.

¿Cómo?

Los primeros ejercicios los realizarás tumbada, con las rodillas flexionadas y los pies apoyados en el suelo. Cuando hayas superado la realización de los ejercicios tumbada, podrás pasar a realizarlos sentada sobre una silla, con las rodillas a 90° de flexión y los pies apoyados en el suelo, también valdrá sentada sobre un *fitball*. Por último, podrás realizarlos de pie.

La sensación que debes tener al contraer tu suelo pélvico es que la vagina se cierra y se eleva. Es el mismo gesto que realizamos cuando queremos retener un gas o cortar el chorro de la micción. Aunque este último no lo debes hacer nunca, es solo una explicación a modo de ejemplo: no cortes el chorro de la micción mientras estás orinando ya que puede traer complicaciones asociadas como, por ejemplo, infecciones por dejar volumen residual en la vejiga.

Una vez hayas contraído, mantén la contracción hasta 10 segundos, luego relaja la musculatura durante unos segundos y vuelve a repetir esta acción hasta 10 veces. No te preocupes si al principio no llegas a 10 segundos, intenta superarlo poco a poco. Si es posible, realiza estas series en diferentes momentos del día para conseguir una mejor ganancia de fuerza y resistencia. Es importante que sepas que si la contracción es óptima, puedes sentir que se contraen los músculos inferiores del abdomen, pero nunca por encima del ombligo. Intenta aguantar contrayendo el máximo tiempo que puedas sin pasar de 10 segundos; y sobre todo, asegúrate de que relajas la musculatura el doble de tiempo del que eres capaz de contraer; es decir, si aguantas 10 segundos debes relajar 20 segundos, si pueden contraer 6 segundos, relaja 12 segundos y si puedes contraer solo 3 segundos, deberías relajar 6 segundos. De esta manera el músculo «descansa» lo suficiente como para poder llegar a las 10 repeticiones sin agotarse.

También es importante aprender a contraer el suelo pélvico despacito. Se estima que a los 6 segundos de contracción es cuando se llega a la contracción máxima real[15]. Intenta también contraer despacito hasta llegar a esos 6 segundos y luego mantener la activación.

Ten en cuenta que debes contraer el suelo pélvico evitando lo siguiente:

- Contraer el abdomen por encima del ombligo. Los músculos de la tableta de chocolate no se deben contraer cuando se contraiga el suelo pélvico, ya que esto genera una hiperpresión en el abdomen y no es una contracción que deba ocurrir de manera fisiológica en nuestro cuerpo.
- Apretar las piernas. Apretar los glúteos.

- Aguantar la respiración. Debes mantener la inhalación y exhalación fluidas mientras realizas el ejercicio.

Cualquiera de estos movimientos nos dará la sensación e idea equivocada de que estamos contrayendo el periné cuando realmente no es así, por lo que el aprendizaje y el entrenamiento de fuerza serán erróneos y no conseguiremos realizar un trabajo efectivo y beneficioso para nosotras.

3. Activar el transverso junto al suelo pélvico, que es el músculo más profundo de la pared abdominal, mediante el conocido «abrazo al bebé».

Junto al suelo pélvico, lo que debemos prevenir, junto a su debilitamiento, es la aparición de la diástasis abdominal. La diástasis o separación de los rectos de la abdomen (la tableta de chocolate se parte por el medio) es una de las principales patologías que nos deja el embarazo. El entrenamiento y un buen trabajo durante el embarazo de la musculatura interna de la faja abdominal pueden ayudarnos a evitar que la diástasis vaya a rangos mayores de los establecidos por el propio embarazo.

Los síntomas que provocan una diástasis son:

1. Inestabilidad lumbopélvica, lo que repercute directamente en el mantenimiento de la postura. Sin una buena postura, el cuerpo genera descompensaciones que afectan a nuestra salud a corto, medio y largo plazo.
2. Dolor lumbar y pélvico por una mala gestión de la presión intraabdominal: el suelo pélvico no actúa de forma aislada en nuestro cuerpo, sino que actúa en sinergia con el diafragma, la columna lumbar y la pared abdominal. Es necesario que todos estos elementos actúen de manera armónica, ya que el fallo en alguno de ellos repercutirá inevitablemente en el resto.
3. Problemas digestivos: malas digestiones, gases y estreñimiento son los más comunes.
4. Aparición de hernias de las vísceras abdominales y prolapsos.
5. Imposibilidad de realizar deportes de impacto.
6. Es un factor contribuyente al desarrollo de la incontinencia urinaria.

El «abrazo al bebé», o *belly pumping* como dicen en EE. UU., es la base del trabajo de CORE en la embarazada. Aunque es un acto reflejo que debería ocurrir de manera involuntaria en la embarazada ante el aumento de presiones abdominales, este reflejo se pierde, se desprograma en la mayoría de los casos cuando ocurre el aumento del volumen abdominal. El objetivo del entrenamiento es reprogramar este reflejo, ya que activa de manera indirecta también el suelo pélvico.

¿Cómo se hace? Es necesario que un buen profesional nos dé las pautas adecuadas para cada una de nosotras y valore si se está realizando correctamente o no. Aun así, las pautas para poder provocar ese tan visible «abrazo al bebé» son:

- Inhalar mediante la respiración diafragmática, que es aquella en la que las costillas se abren hacia los lados y para la que solo utilizamos como músculo principal el diafragma. Es la respiración más eficaz y recomendada para el embarazo, porque consume menos O_2 y energía y obtiene una mejor ventilación

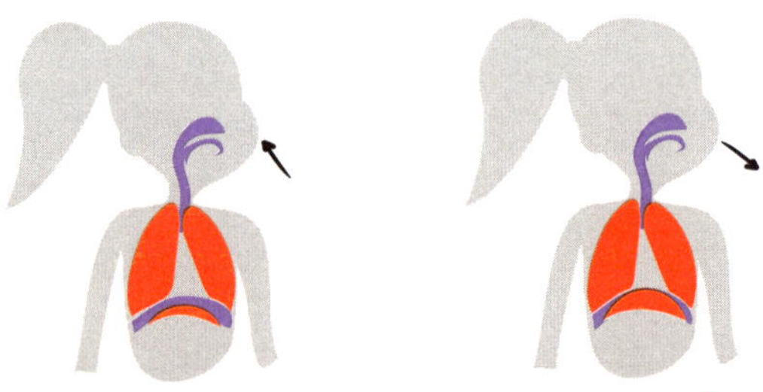

INHALACIÓN
El diafragma se contrae.
El pecho se expande.
El aire entra.

EXHALACIÓN
El diafragma se relaja.
El pecho se contrae.
El aire sale.

- Exhalar al esfuerzo.
- Insistir en autoelongación.

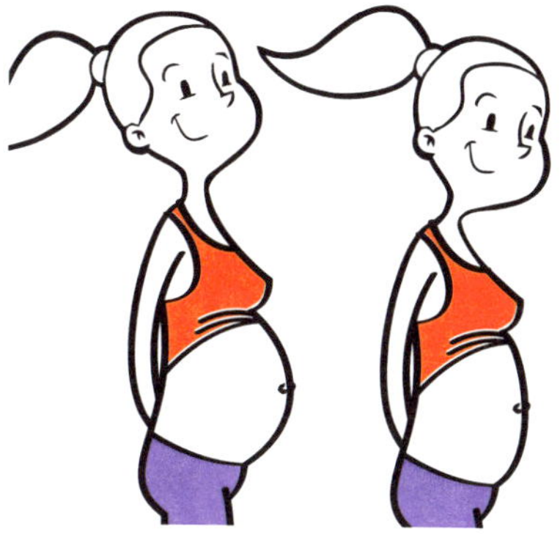

El resultado, sería ver cómo la barriga de la embarazada desaparece dentro de su propio cuerpo.

Aunque durante gran parte de la gestación el objetivo es fortalecer el suelo pélvico, al final de la gestación, el objetivo cambia y se enfoca más a la relajación y flexibilidad del tejido, para que pueda dar de sí sin lesionarse en el momento del parto.

A partir de la semana 34 aproximadamente se recomienda dejar de trabajar el tono y la fuerza y empezar a trabajar la elasticidad. Las dos grandes herramientas de las que disponemos para trabajar la flexibilidad del suelo pélvico son el masaje perineal y el trabajo con el EPI-NO.

- **Masaje perineal.** Es un método validado científicamente para reducir el número de desgarros[14]. El trabajo de concienciación del suelo pélvico durante el embarazo es muy importante para prevenir las disfunciones del posparto. Todas las mujeres tenemos un objetivo común para el parto, que sea íntegro, sin episiotomías, sin cortes, sin edemas ni desgarros ni los posibles problemas que puedan derivar de ellos en el posparto. El masaje perineal durante el último mes del embarazo permite al tejido perineal expandirse más durante el momento del expulsivo del parto, evitando la utilización de tijeras o posibles desgarros, ya que este puede dar de sí con facilidad durante el parto si se ha preparado bien. En el estudio referenciado[14], los autores expertos concluyen que: «El masaje perineal, que realiza la mujer o su pareja (durante solo una o dos veces a la semana a partir de las 35 semanas), redujo la probabilidad de traumatismo perineal (principalmente episiotomías) y del dolor perineal continuo». Por ello, es importante instruirse con una matrona y/o un fisioterapeuta especializado para aprender la manera correcta de utilizar este masaje, que tantos problemas nos va a evitar en un futuro.

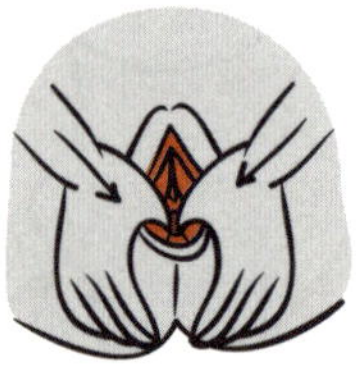

1. Introducir los pulgares en la vagina unos 2-3 cm (hasta los nudillos inferiores) y hacer una ligera presión hacia el ano hasta sentir un ligero hormigueo.

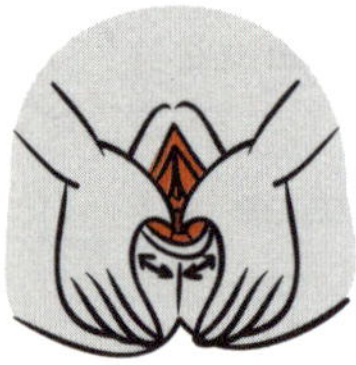

2. Realizar movimiento de balanceo de ida y vuelta con los dedos, como el de las agujas del reloj, unos 2-3 minutos o hasta que se sienta adormecida la zona.

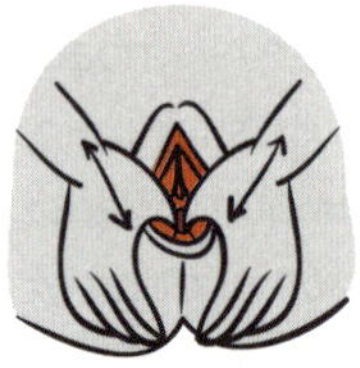

3. Realizar una ligera presión hacia el ano y hacia fuera al mismo tiempo durante unos 2-3 minutos o hasta sentir entumecimiento.

- **EPI-NO.** Es un manómetro de presiones, con forma de globo desinflado, que se puede inflar hasta casi alcanzar un diámetro similar al de la cabeza de un bebé recién nacido. El globo se inserta en la vagina desinflada y poco a poco se va inflando, hasta que a la madre le moleste o le duela. Con el globo inflado, lo que se trabajan son los pujos del parto. De esta manera, se recreará en el salón de tu casa o en la clínica de fisioterapia un parto, donde sabrás si puedes expulsar el diámetro de la cabeza de tu bebé sin lesionar tu periné. Aparte de ser un método con el que se le pierde en cierta manera el miedo al parto, también aprendemos a realizar un pujo correctamente y de la manera más eficiente para cada mamá. Por ello, es importante que el trabajo con el EPI-NO se realice primero con un profesional que te enseñará a pujar e irá delimitando los diámetros que poco a poco podremos alcanzar. Ya en 2011 se estudió la eficacia del EPI-NO 14 y se concluyó que «El dispositivo EPI-NO se debe ofrecer como una opción a todas las primíparas para su uso durante el último mes del tercer trimestre».[16]

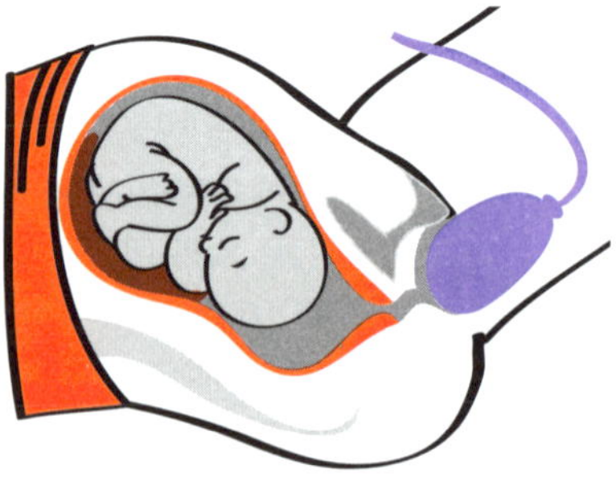

2.5 POSPARTO

Durante el posparto las recientes mamás experimentan una serie de cambios en su organismo que marcan el inicio de una nueva vida. El cuerpo debe adaptarse a una nueva etapa, a un nuevo cambio después del parto. Es imprescindible conocer los cambios que se producen para gestionarlos, acompañarlos y aceptar nuestro nuevo camino.

Centrándonos en el suelo pélvico debemos saber que aunque el parto haya sido por cesárea, es importante realizarnos una valoración de suelo pélvico, paralela y complementaria a las revisiones de las matronas y ginecólogos.

En esta valoración, no solo sabremos en qué estado queda la musculatura del periné, sino también en qué estado ha quedado la esfera abdominal al completo, el diafragma y la postura, tanto en estático como en diferentes movimientos y gestos cotidianos.

Una vez pasada la cuarentena, cuando el útero ha involucionado y tenemos el alta médica, es el momento de pasar por esta valoración. Aparte de conocer cómo ha quedado el estado general del periné, podrás marcar los objetivos de entrenamiento y tratamiento que necesites para poder tener una recuperación íntegra y prevenir lesiones futuras. Debes concienciarte de que aunque no presentes sintomatología ahora mismo, no significa que no haya disfunción o patología presente. Es importante saber en qué estado ha quedado la musculatura y la estática visceral para prevenir las futuras lesiones como la incontinencia urinaria y prolapsos de órganos vía vaginal.

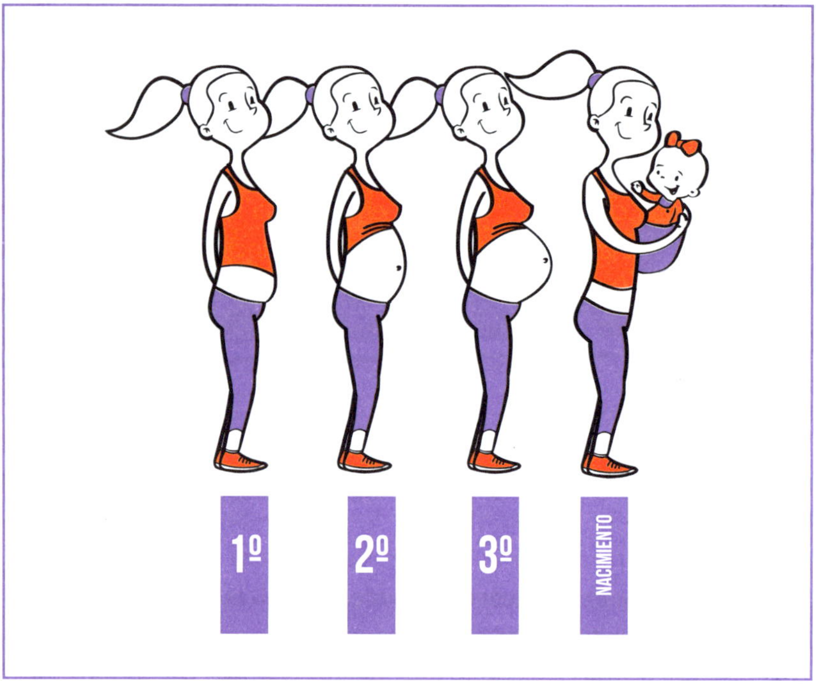

¿QUÉ LESIONES PUEDE SUFRIR EL SUELO PÉLVICO EN EL MOMENTO DEL PARTO?

El paso del bebé por el canal del parto es la agresión más fuerte que sufrirá el periné en todo el ciclo vital de la mujer. El expulsivo va a provocar siempre un debilitamiento y descenso de la musculatura perineal en el posparto inmediato. Por este motivo es imprescindible valorar su estado y realizar un entrenamiento específico para prevenir futuras complicaciones. Las lesiones más comunes que sufre el periné en el momento del parto vienen dadas por desgarros, episiotomías, compresiones nerviosas, hematomas y partos instrumentalizados. Un desgarro ocurre cuando el estiramiento del tejido del periné supera su límite máximo. A veces un desgarro muy superficial solo a nivel de la piel no requiere intervención. Otros más profundos, que afectan al tejido muscular, se deben suturar.

La episiotomía es un corte quirúrgico que se realiza en el periné en un momento de contracción, cuando la cabeza del bebé está apoyada sobre el suelo pélvico y, este, en máximo estiramiento. Se realiza con una tijera o bisturí y se ejecuta para ensanchar la vagina y así facilitar la salida de la cabeza del bebé, y evitar así posibles desgarros más graves en dirección al clítoris o al ano. Sin embargo, la realización de la episiotomía de rutina está relacionada con mayor incidencia de desgarros de III y IV grado (sobre todo si es central). Sus defensores argumentaban que «es preferible un corte limpio en dirección lateral a un desgarro anal o hacia el clítoris y que este afecte a la función sexual», pero hay evidencia científica que relaciona la episiotomía con mayor pérdida sanguínea, mayor necesidad de material de sutura, mayor dispareunia tras el parto y mayor incidencia de incontinencia urinaria posterior si se compara con los desgarros de I y II grado. Debería realizarse solo y exclusivamente para facilitar la salida de la cabeza del bebé cuando el periné no da más de sí o cuando se necesite acelerar el parto por riesgo de pérdida del bienestar fetal. Esta intervención, que tantos problemas puede ahorrar y ocasionar a la madre al mismo tiempo, se ha realizado por protocolo, sin necesidad real de realizarla, durante años. A día de hoy, debería estar en desuso por los problemas que ocasionan a la madre *a posteriori*, como dolor pélvico crónico o imposibilidad de disfrutar de sus relaciones sexuales. No se debe realizar a no ser que haya riesgo de pérdida del bienestar fetal y/o se deba acelerar el momento del parto por alguna complicación. Aun así, se estima que en Francia y en España, 9 de cada 10 episiotomías son innecesarias.

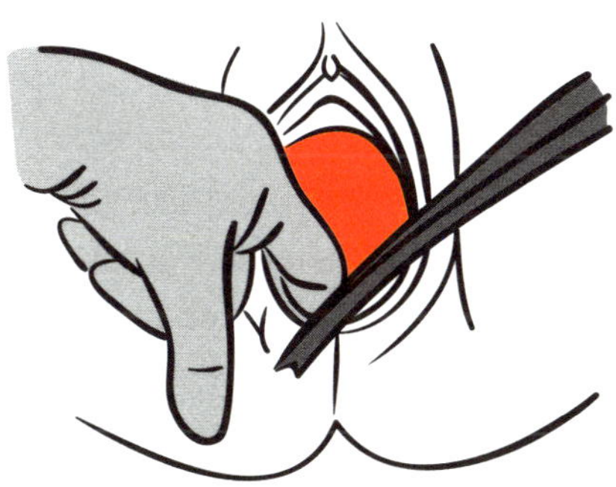

La episiotomía conlleva una serie de complicaciones muy serias y no debería en ningún caso ser realizada a no ser que sea estrictamente necesario. Es un foco infeccioso y se suele separar la sutura muy frecuentemente, existe la posibilidad de sufrir un desgarro anal importante, debilita los músculos del suelo pélvico y, además, los lesiona mediante la cicatriz, que debe ser tratada siempre por un fisioterapeuta especialista, aunque sea pequeña y no duela en el momento. Ahí es nada. Además, puede favorecer la aparición de hematomas serios que deben ser drenados por un profesional y que pueden afectar seriamente a la calidad de vida de la mujer que los sufra. No solo eso, sino que también puede presentarse dispareunia, es decir, incapacidad de disfrutar de las relaciones sexuales, a corto y largo plazo. Añadimos a todas estas consecuencias una posible alergia al hilo de sutura o a los productos utilizados e incluso abscesos subyacentes que a veces se detectan años más tarde.

Hay muchos testimonios de mujeres que recibieron puntos de más para dejar la abertura vaginal más pequeña. El conocido «punto para papá» (como lo lees) que se realizaba para que las relaciones sexuales para el marido fueran más placenteras, afectando gravemente a la salud de la mujer y produciéndoles un dolor horrible en sus relaciones y en sus actividades del día a día, influyendo así en sus relaciones familiares y sociales.

En definitiva, una episiotomía puede generar un impacto muy grave en la salud física y mental de una mujer de por vida. En el caso de haber sufrido una episiotomía, es necesario tratarla siempre y no solo con aceite de rosa mosqueta y un masajito suave, sino mediante técnicas especializadas de fisioterapia para aliviar su sintomatología y prevenir todas sus futuras consecuencias.

En muchos casos, las lesiones del suelo pélvico en el momento del parto vienen derivadas del uso de instrumentos en el momento del expulsivo.

Los partos instrumentalizados son aquellos en los que se recurre al uso de fórceps, ventosa o espátulas para ayudar a la salida del bebé. El uso de estos instrumentos en el momento de máxima tensión del periné supone un mayor estiramiento y una mayor compresión de los músculos, las fascias y los nervios del suelo pélvico. El nervio pudendo es un nervio que se encuentra en la región pélvica y que inerva los genitales externos, el esfínter de la vejiga urinaria y del recto. Cuando el nervio se comprime en el momento del parto por el instrumental, lo más común es que haya una pérdida temporal de su función, aunque solo en muy pocas ocasiones este daño se mantiene en el tiempo.

En un estudio publicado en 2016[17], afirmaban que casi la mitad de las mujeres que habían padecido el trauma vaginal obstétrico sufrían un prolapso con posterioridad.

Se define el puerperio (o posparto) desde el punto de vista físico, como un periodo que se inicia después del parto y dura aproximadamente de unas 6 a 8 semanas. Es lo que se conoce como cuarentena.

Dentro del puerperio podemos, además, observar 3 estadios diferentes, el puerperio inmediato, tras haber dado a luz hasta pasadas las primeras 24 h; el puerperio intermedio, también llamado mediato o precoz, que va desde el segundo día hasta el 7° o 10° después de haber dado a luz; y el puerperio tardío, hasta pasados 40 a 45 días tras el parto. Algunos autores empiezan a hablar de una etapa más a la que han llamado puerperio alejado, y que abarca desde los 45 días hasta un límite impreciso; es un concepto todavía abstracto, que muchos profesionales de la salud no admiten, sobre todo por su imprecisión y subjetividad, pero que evidentemente existe, y las mujeres son testigos de ello. En el puerperio inmediato se valora el estado general de la mamá y sus constantes. También se favorece la deambulación temprana, se observa la micción, que debe ser voluntaria y espontánea (si a las 10 horas no hay micción espontánea, se sonda, porque la vejiga llena puede provocar que el útero no involucione). También se controlan los loquios y la involución uterina. Los loquios son un sangrado vaginal posparto, que suele ceder a la 5ª semana después de haber dado a luz. Los también famosos entuertos son contracciones uterinas que favorecen el proceso de involución del útero a su tamaño y lugar fisiológico.

El puerperio tardío es el que ocurre ya una vez en el domicilio. Se valora el estado de salud de la mujer y del recién nacido, se valora y asiste a la lactancia. La valoración del suelo pélvico se suele hacer después del puerperio tardío, una vez pasada la cuarentena, después de los 40-45 días tras el parto.

Es común encontrar en el posparto hipotonía muscular de la pared del abdomen y del suelo pélvico, lo cual puede producir dolores musculares en la región lumbar, abdominal y perineal, dolores articulares y dolor lumbopélvico. Además, por el aumento del tejido mamario y las posturas adoptadas durante la lactancia, la cintura escapular y los hombros adoptan una postura enrollada hacia delante, pudiendo generar lesiones y dolor cervical y del manguito de los rotadores. Junto a la hipotonía, también se puede encontrar en el posparto luxaciones del coxis y de la sínfisis del pubis y compresiones nerviosas debido a la compresión de las estructuras pélvicas provocadas por el descenso de la cabeza del bebé. Por todo ello, para poder alcanzar unos resultados óptimos y favorecedores en la recuperación posparto, antes de empezar a realizar actividad física o entrenamiento del suelo pélvico es conveniente realizar una valoración para saber el grado de afectación de las estructuras abdomino-pelvi-perineales, ya que estas han estado sometidas a cambios estructurales fisiológicos durante el embarazo.

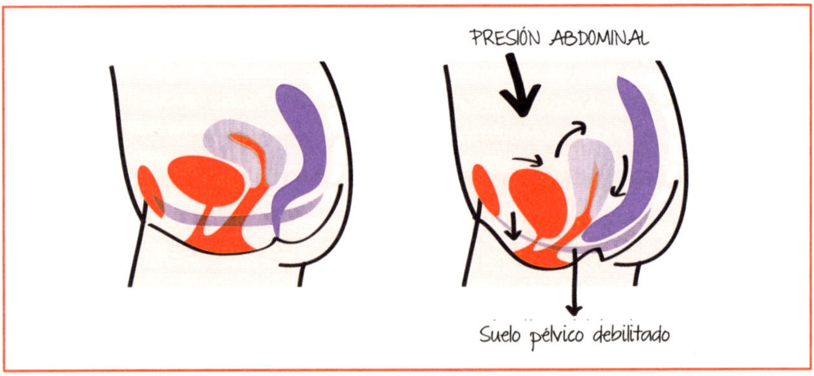

Es importante también valorar la postura en estático y en movimiento de la nueva mamá, el abdomen y el suelo pélvico para poder marcar los objetivos de recuperación para cada mujer.

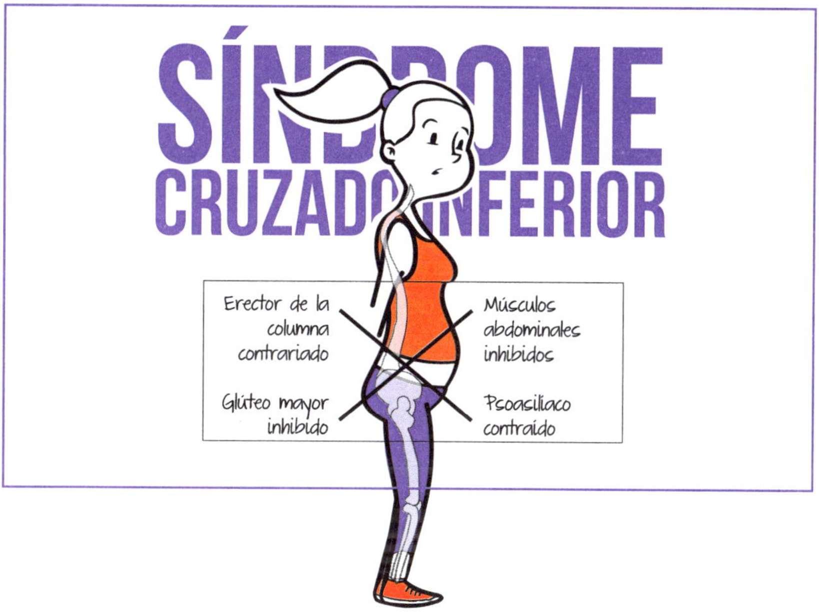
SÍNDROME CRUZADO INFERIOR
Erector de la columna contrariado
Músculos abdominales inhibidos
Glúteo mayor inhibido
Psoasilíaco contraído

Existen numerosos estudios que demuestran todos los beneficios de un programa de entrenamiento durante la fase de posparto:

- Recuperación del peso y mejora de la condición física (aumento de masa magra y disminución del porcentaje graso).
- Mejora y prevención de la incontinencia urinaria.
- Mejora del estado psicológico.
- Mejora de la calidad del sueño.
- Reducción del estrés y la ansiedad.
- Funcionalidad e incluso cierre de la diástasis.

Para cuidar tu suelo pélvico, abdomen, postura y prevenir complicaciones y lesiones asociadas, es importante entrenar y readaptar al cuerpo de nuevo tras el trauma físico que supone el embarazo y el parto.

Los entrenamientos posparto tienen por protagonistas al abdomen, al suelo pélvico y a la postura. Se trabaja el funcionamiento del abdomen en todos los movimientos del día a día, la función del periné ante aumentos de presión abdominal y ante el impacto y se insiste en el trabajo cardiovascular para favorecer la pérdida de masa grasa. Suelen durar entre 6 y 10 meses dependiendo de la mamá y de su proceso de parto.

2.6 LA MENOPAUSIA

Muchas mujeres tienden a confundir climaterio y menopausia o incluso entienden ambos conceptos como sinónimos y no es así. El climaterio es una etapa de la vida de la mujer de límites imprecisos (al igual que la pubertad), situada entre los 45 y los 64 años de edad, es el periodo que va de la madurez a la senectud. Es una época de importantes cambios desde el punto de vista físico, psíquico y social. La menopausia, sin embargo, se define como el cese de la menstruación; es una fecha definida pero que se determina después de que ocurra, ya que se considerará la menopausia como la última regla si no se vuelve a producir pasados 12 meses (algunos autores consideran menopausia con solo 6 meses de falta de menstruación).

Fisiológicamente lo que ocurre es que los ovarios de la mujer dejan de producir las hormonas, estrógeno y progesterona. Se considera menopausia cuando el periodo se ausenta durante un año como mínimo. Aun así, en algunas mujeres, los síntomas pueden empezar varios años antes de ausentarse la regla por completo. Los más comunes suelen ser:

- Cambio y alteración en las menstruaciones.
- Calores y/o sudoración nocturna.
- Dificultad para dormir.
- Sequedad vaginal.
- Cambios de humor.
- Dificultad para concentrarse.
- Menos cabello y más vello facial.

Si con esto no fuera poco, el cambio que se produce a nivel hormonal repercute sobre el tono, la fuerza, la elasticidad y el trofismo de los tejidos del cuerpo. Lo más común es oír hablar de la osteoporosis, ya que se sabe que ocurre una pérdida de masa ósea. Pero los huesos no son los únicos tejidos afectados.

El cambio hormonal afecta a la musculatura, ligamentos y tendones. El colágeno es la estructura que aporta flexibilidad y resistencia a muchos tejidos de nuestro cuerpo, entre ellos, articulaciones, ligamentos, tendones, huesos, paredes de los vasos sanguíneos, dientes y piel, fascias y órganos vitales.

Centrándonos en el suelo pélvico, esta pérdida de colágeno también afecta al tejido perineal, su tono, resistencia y la posición de las vísceras pélvicas. Por ello, en la menopausia aumentan las posibilidades de sufrir una disfunción del suelo pélvico como incontinencia de esfuerzo y prolapsos. Es por esto que todas las mujeres debemos concienciarnos, entrenar y conocer nuestro suelo pélvico, ya que aunque no tengamos síntomas de disfunción en la edad adulta, al llegar la menopausia, cualquier pequeño desajuste se convertirá en una disfunción real.

En un estudio publicado en 2010[18], se realizó una extensa revisión de la literatura publicada de 1990 a 2008 sobre las causas del prolapso y sus factores de riesgo. Los autores explican: «Los datos sugieren que el envejecimiento, el trauma pélvico como el parto vaginal y la cirugía abdominopélvica como una cesárea provocan denervación y desvascularización de los tejidos, alteraciones anatómicas y una mayor degradación del colágeno; todo esto puede conducir a un prolapso. Se ha demostrado que hay una reducción en el contenido de proteínas y estrógenos en los ligamentos pélvicos de mujeres con prolapso y esta es una posible explicación de por qué muchos procedimientos quirúrgicos para corregir el prolapso fallan y la reaparición después de la corrección quirúrgica es frecuente». A su vez, se describieron los factores de riesgo del prolapso, siendo estos el envejecimiento, el cambio en la composición del tejido conjuntivo y la deficiencia hormonal.

La clave del cuidado del suelo pélvico durante la menopausia es la prevención durante la edad adulta, aunque no sientas síntomas.

Las disfunciones del suelo pélvico en la menopausia afectan, además, a la calidad de vida, a las relaciones sociales y familiares. Un prolapso o una incontinencia pueden marginar socialmente a muchas personas si no se realiza la prevención ni el tratamiento adecuado. Además, se ha demostrado en numerosos estudios que la calidad de vida aumenta considerablemente con la realización de actividad física una vez pasados los 50. Por ello, no dejes que tu periné te impida disfrutar de tu vida social, personal, íntima y activa.

La masa muscular se va perdiendo con el tiempo. Se estima que el músculo se deteriora en un 5 % por década a partir de los 20-30 años.

Además de la masa muscular, se produce un aumento de la masa grasa y un descenso de la capacidad de quemar grasa en reposo (metabolismo basal). Todo esto provoca el aumento de las dimensiones corporales tan típicas de la menopausia.

Por ello es importante ser activa durante la menopausia, mantener la masa muscular y ósea y aumentar de esta manera la calidad de vida. Junto a la actividad física que debes practicar, es importante también cuidar y entrenar el suelo pélvico, ya que hemos visto que la menopausia es un factor predisponente para sufrir disfunciones en el periné.

Consejos para cuidar tu suelo pélvico durante la menopausia:

- Hazte valoraciones de fisioterapia de manera anual. Igual que acudes al ginecólogo, acude a tu fisioterapeuta de referencia especialista en suelo pélvico. Te ayudará a prevenir lesiones, previniendo así también posibles cirugías o tratamientos invasivos. Además, su visión global del cuerpo te ayudará a cuidar el resto del sistema para que funcione en consonancia y de manera óptima.
- Entrena tu suelo pélvico. Dedica unos minutos al menos dos veces al día a contraer y relajar tu suelo pélvico. Mantén la contracción durante al menos 6 segundos como mínimo 3 veces por la mañana y 3 veces por la tarde y relaja 12 segundos.
- Mantén una buena postura. Una postura encorvada aumenta la presión en el abdomen y esto daña el suelo pélvico. Intenta siempre mantener la columna recta, creciendo desde la coronilla como si fueras una marioneta. Si estás sentada apoya bien los isquios (huesos del culete) en el asiento. Mantén activos los músculos de tu espalda y de tu abdomen, pero sin realizar abdominales tradicionales.
- Trabajo de fuerza. El entrenamiento de fuerza aumenta la capacidad de quemar grasa en reposo, te ayuda a mantener el rango de movilidad de las articulaciones y a mantener la masa muscular que se va perdiendo con la edad. Sin duda es la mejor opción para mantener el cuerpo en forma. Es importante entrenar como mínimo dos veces a la semana. Busca ayuda en algún centro de referencia con buenos profesionales. ¡Ah! Y no te olvides de exhalar al realizar la parte del ejercicio que más te cuesta, para prevenir lesiones en tu suelo pélvico.

- Aprende a defecar y evita el estreñimiento. El estreñimiento es una causa común de disfunción del periné. Recuerda en el capítulo anterior cómo te explicamos la manera correcta de defecar, para evitar realizar la presión con el abdomen.
- Ve al baño a orinar de manera frecuente pero sin abusar. Bebe suficiente agua y orina al menos cada 4 horas. Evita mantener la vejiga muy llena y acostumbrarla a ese volumen de llenado para que pueda seguir funcionando de manera óptima y avisándote cuando debe de que necesitas ir al baño.

Y es que ya lo dice el dicho, uno no sabe lo que tiene hasta que lo pierde. Traído a nuestro libro, uno no sabe qué es el suelo pélvico hasta que deja de funcionar. ¿En serio tenemos que hacernos pipí por las esquinas para que lo empecemos a cuidar? Nosotras somos más listas que todo eso. El empoderamiento de la mujer trae consigo muchas, muchísimas ventajas, empezando por conocernos a nosotras mismas, y eso implica escudriñar cada lugar recóndito de nuestro cuerpo. El suelo pélvico está ahí, es fundamental cuidarlo, tratarlo y mimarlo, así que no dejes para mañana lo que puedas hacer hoy. Nos encantan los refranes.

CAPÍTULO 3

Tus aliados para cuidar y recuperar tu suelo pélvico

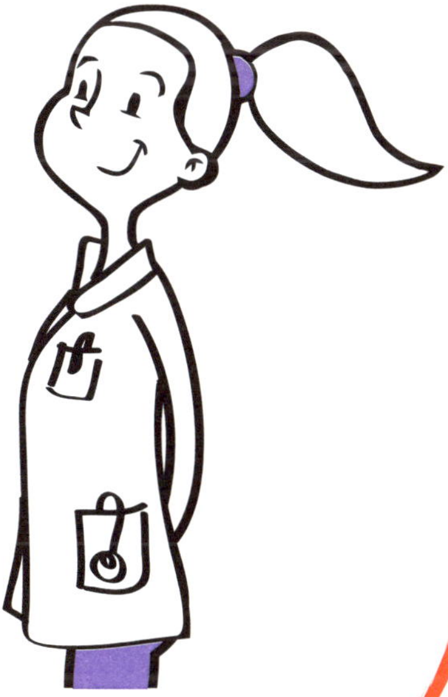

Una vez que ya hemos aprendido qué es el suelo pélvico, qué musculatura y estructuras lo componen, cómo funciona junto al resto del cuerpo y cuáles son las diferentes agresiones y disfunciones a las que puede verse expuesto, podemos decir que casi somos expertas en la materia. O por lo menos, que ya le vamos a dar la importancia que se merece. Lo complicado es hacerle hueco en nuestra cabeza, porque entre las miles de tareas que tenemos al día, actividades de nuestros hijos, trabajo, casa, familia, amigas, y un largo etcétera, casi ni nos acordamos de nuestro nombre o de qué comimos ayer (y ahora estarás pensando qué comiste ayer. No te preocupes, yo no me acuerdo ni de lo que he desayunado...).

Pero si algo hemos aprendido de todas las páginas previas es que el suelo pélvico es un pelín más complejo de lo que podíamos imaginar y que no solo se trata de aprender qué músculos están ahí abajo. Es decir, no todo es hacer ejercicios de Kegel o hipopresivos, o apretar un tampón con la vagina o incluso cortar el chorro del pis (espero que haya quedado claro que esto NUNCA lo debemos hacer). Todos podemos leer un artículo en internet o incluso coger un panfleto informativo en el hospital, leerlo y realizar los ejercicios que nos expliquen. Pero no, esto no funciona así.

Pongamos un ejemplo práctico. Si se me cae un peso de 5 kg en el dedo gordo del pie, lo primero que hago es acudir al hospital, donde me hacen pruebas de imagen, descartan o confirman una fractura y, si no hay nada roto, en el mejor de los casos me mandan al fisioterapeuta.

Pues bien, ¿por qué si después de cargar durante 9 meses un peso constante en mi abdomen y expulsarlo a duras penas por un orificio pequeño llevándose por delante todo lo que pilla, me soluciono el problema yo misma leyéndome un panfleto sobre ejercicios de Kegel? Que vale que seamos unas máquinas haciendo mil cosas a la vez, pero al César lo que es del César. Si me veo hinchazón y edema en el dedo gordo del pie, me asusto y busco ayuda, pero como el suelo pélvico y sus vísceras no se ven, pues ojos que no ven, corazón que no siente. ERROR.

Por suerte, hay muchos profesionales sanitarios que pueden ayudarnos a recuperar nuestro suelo pélvico. Pero ¿a quién acudo si tengo pérdidas de orina, dolor en las relaciones sexuales, estreñimiento, cistitis? ¿A qué profesional llamo después de haberme leído 5 páginas de Google sobre mis síntomas?

Pues bien, vamos a ver a qué profesionales sanitarios debemos acudir dependiendo del rol que estos ejercen en la sanidad y de la sintomatología que padezcamos.

Aunque en este capítulo vas a leer información sobre las diferentes funciones de los sanitarios, no debes olvidar que el mejor tratamiento y la mejor atención sanitaria es aquella que ocurre de manera multidisciplinar.

3.1 LA FUNCIÓN DEL GINECÓLOGO

La ginecología, por definición, es la especialidad de la medicina y de la cirugía dedicada al cuidado del sistema reproductor femenino. Es decir, son los profesionales encargados del buen funcionamiento de las vísceras y hormonas y están entrenados para poder detectar y tratar patologías en ellas. Los ginecólogos son los especialistas que deben atender los problemas relacionados con el útero, la vagina, los ovarios y las mamas.

Una valoración de un ginecólogo consiste en explorar la vagina y el cuello del útero mediante una maravillosa (ejem) herramienta llamada espéculo, que tiene forma de pinza para abrir la pared de la vagina y poder dejar al descubierto y bien visible el cuello del útero. Después, explorarán el útero y los ovarios ejerciendo una pequeña presión en el vientre bajo con su mano.

Como pruebas complementarias y rutinarias, la toma de un frotis en fresco o una citología cervicovaginal suelen ser las más comunes, junto a la exploración de las mamas.

El frotis es una prueba que determina la causa de una vaginitis (inflamación de las paredes de la vagina) y de la zona que rodea la vagina, la vulva. Estas inflamaciones suelen ser causadas por infecciones, pero también por una reacción a los productos actuales de higiene como jabones. Aprovecho para recordarte que tu vagina es pirolítica, como los hornos; bueno, bastante mejor que los hornos porque esta, sí que sí, se mantiene limpita ella sola regulando su flora vaginal. Por ello, si utilizas productos de higiene íntima, deben estar aprobados por tu ginecólogo e indicados para tu pH. Lo mejor es utilizar productos sin parabenos y neutros y evitar las duchas vaginales o los espermicidas.

La citología cervicovaginal es una prueba diagnóstica en la que se examinan las células del cuello uterino. Se obtienen introduciendo un cepillo y una pequeña herramienta similar a una espátula en la vagina para realizar un suave raspado al tejido. El objetivo de esta prueba es detectar lo antes posible la existencia de un cáncer o de lesiones precancerosas de cuello de útero. Las lesiones precancerosas de cuello uterino son las que desarrollan a medio plazo cáncer cervical y la causa más común es haber sido infectadas por el virus del papiloma humano (VPH).

La exploración mamaria también es esencial en la visita de rutina a tu ginecólogo. En muchos casos se suele usar la ecografía de las mamas para explorarlas, aunque también es común y recomendable la exploración mediante palpación manual, en la que se valorará la consistencia de las mamas.

La exploración se asegura de que las mamas estén constituidas por tejido fibroso o graso, sin la presencia de nódulos y con tamaño, movilidad y forma propia de unos senos sanos. Nunca está de más recordar cómo se hace una autoexploración de las mamas en casa con este gráfico, recomendado por Breastcancer.org:

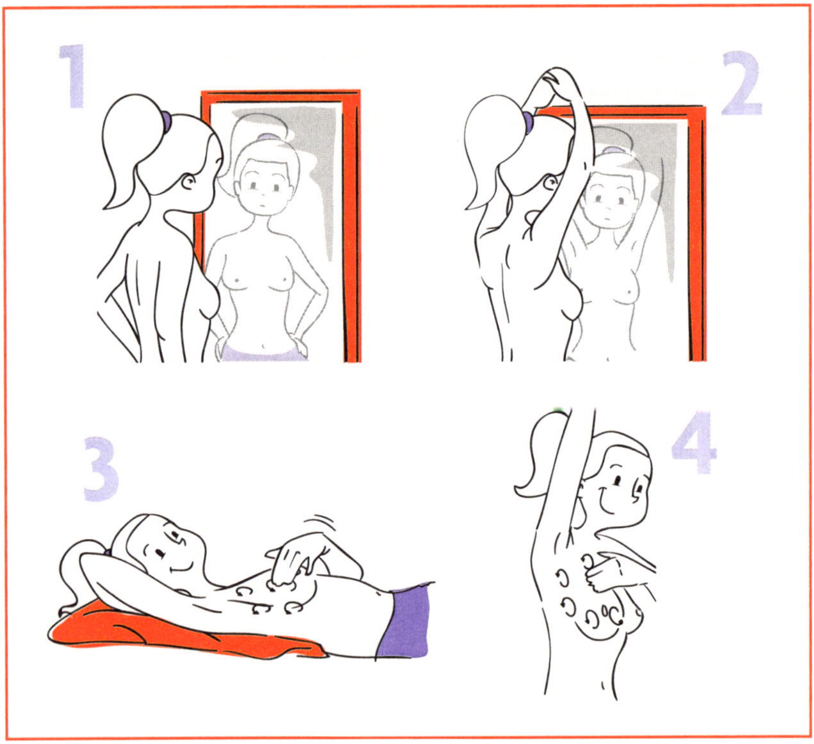

Por lo tanto, se debe visitar al ginecólogo para tratar o prevenir posible patología mamaria, uterina o vaginal.

Se aconseja que todas las mujeres en edad reproductiva, entre los 14 y los 45 años de edad, realicen al menos una consulta anual de ginecología.

Bien, y ahora que sabemos qué hacen los *gines*, ¿qué pasa con la vejiga y con el recto? Como no forman parte del aparato reproductor femenino y también son vísceras pélvicas, ¿Quién se ocupa de ellas? A mucha gente le podrá sorprender, pero las mujeres también van al urólogo.

La urología es una especialidad médico-quirúrgica que se ocupa del diagnóstico y tratamiento de las enfermedades renales y de las del aparato urinario que afectan a ambos sexos, aunque socialmente, el urólogo se conoce por ser el profesional encargado de las enfermedades del aparato genital masculino y al que todos los hombres temen una vez que cumplen los 40.

Las mujeres suelen ir al urólogo por infecciones de orina de repetición, aunque también se debe acudir a este profesional en los casos de incontinencia urinaria que no mejoran con tratamiento de fisioterapia. Cuando falla el tratamiento conservador, entonces, debemos acudir a ellos.

Las pruebas diagnósticas recomendadas por los urólogos para detectar la causa de una incontinencia urinaria que no mejora son:

- La evaluación analítica de la función renal.
- Flujometría y cálculo de residuo posmiccional, para detectar a pacientes con disfunción miccional.
- Estudios urodinámicos: la cistomanometría estudia la fase de llenado de la vejiga y el estudio miccional (estudio de presión-flujo) evalúa si existe obstrucción en las vías miccionales o si el detrusor (músculo de la vejiga) se contrae poco durante la micción. Estas pruebas detectan posible presencia de residuo en la vejiga después de orinar y la actividad del esfínter durante la micción (que debe estar relajado para funcionar de manera óptima).

Vale, me queda claro, ginecólogo para el aparato reproductor, urólogo para la vejiga y... me falta uno. ¿Quién se encarga de la patología asociada al recto?

El coloproctólogo (o proctología si se centra solo en recto y ano) es el profesional sanitario que diagnostica y trata las enfermedades del colon, recto y ano. En la valoración del coloproctólogo se realiza una exploración anal. Esta consiste en una inspección de la zona anal y su alrededor, un tacto rectal y una anoscopia (exploración con luz). Tras esta valoración, más el estudio de la historia clínica, en muchas ocasiones se establece un diagnóstico y se encuentra la causa de disfunción anorrectal.

Aunque recuerda, un cambio de hábitos alimenticios y de actividad física suele solucionar a la primera las disfunciones anorrectales como el estreñimiento. Una mala dieta y el sedentarismo suelen ser las causas de estreñimiento más comunes y está en tus manos mejorar.

3.2 LA FUNCIÓN DE LA MATRONA

Es sorprendente pero es así, muy pocas mujeres en España conocen realmente qué es, cómo actúa y qué formación tiene una matrona. Para las que habéis sido madres, si has llevado tu embarazo por la sanidad pública y tu amiga por la privada, ¿tenéis claro qué rol ha tomado la matrona para cada una de vosotras? Probablemente vuestra experiencia haya sido tan diferente que parece que hayáis estado en dos países distintos. ¿Por qué ocurre esto? ¿Por qué nadie sabe exactamente cuáles son sus funciones?

Vamos a realizar un breve repaso por su historia

Una matrona, o comadrona, como se llamaba antes de ser una especialización en enfermería, según la definición de la Confederación Internacional de Comadronas de 1992 se define como: «Una persona que, habiendo sido admitida reglamentariamente a un programa de educación para comadronas, reconocido en el país donde se encuentra (...) debe ser capaz de proporcionar la supervisión y el cuidado necesarios, así como consejos a las mujeres durante el embarazo, parto y posparto; atender partos bajo su propia responsabilidad y cuidar del recién nacido.

»Este cuidado incluye medidas preventivas, detección de condiciones anormales en la madre y el bebé, facilitar asistencia médica y la ejecución de medidas de emergencia en ausencia del servicio médico.

»La comadrona tiene una labor importante en consejo y educación sanitaria, no solo para la mujer, sino para toda la familia y comunidad. El trabajo debería incluir educación prenatal y preparación para la maternidad y extenderse a ciertas áreas de ginecología, planificación familiar y pediatría. La comadrona puede practicar en hospitales, clínicas, centros de salud, entorno domiciliario o en cualquier otro servicio».

¿Habéis podido presenciar la figura de la matrona en España en todas estas funciones? Entonces ¿qué está pasando aquí?

La referencia más antigua que existe sobre la atención de una mujer al parto de otra, viene ya desde las pinturas rupestres[19]. Las matronas son una de las profesiones más antiguas y existe desde los comienzos de la humanidad.

Ya en la antigua Grecia su estatus era muy alto y su función era controlar el embarazo, aplicar y enseñar hábitos de vida saludable (los que se estimaban en esa época), asistir a la mujer en el parto solo si necesitaba ayuda, «ayudándola» a respirar para gestionar el dolor, actuando en el expulsivo con una silla obstétrica y ayudando al alumbramiento de la placenta.

En la Edad Moderna, Siglo XVIII se usa la palabra partera, que denomina a mujeres con formación y autorizadas para realizar la profesión de matronas. En la Edad Contemporánea, la formación para adquirir el título de matrona era oficial según la Ley y había escuelas oficiales de comadronas por toda España. Siempre ha sido una profesión en sí sola, y no una especialidad de enfermería, pero su figura ha sufrido una transformación radical en los últimos 50 años.

Durante la dictadura en España, el papel de la mujer profesional en España fue casi erradicado[20]. Si la mujer seguía trabajando, era para asistir a profesionales varones en sus labores. Y como bien explica el artículo al que hacemos referencia,[20] «no es que la comadrona de repente dejara de estar capacitada para atender el parto, sino que en la posguerra el rol de la mujer pasó a ser el de ayudante del médico varón». Además, todo este proceso se juntó con la modernización y la llegada de la tecnología a los hospitales, por lo que el parto pasó de casa al hospital. «Lo que atrajo a las mujeres a parir en el hospital parecía ser la seguridad y la analgesia, pero en realidad era una razón social.» [20] No era igual el estatus de una madre que paría en el hospital asistida por un varón, médico, a una madre que paría en casa, sin recursos económicos.

La manera de parir en el hospital pasó a ser boca arriba, la mujer perdió la capacidad de parir con la ayuda de la medicina moderna, pasó a no poder gestionar su dolor con una posición que impide el movimiento fisiológico del cuerpo. El parto se convirtió en un proceso que necesitaba ser atendido por un médico, las comadronas pasaron a ser sus ayudantes y su profesión se convirtió en una especialidad de enfermería, desapareciendo las escuelas de comadronas y su profesión.

Mientras, en el resto de Europa se había intentado hacer desaparecer en muchas ocasiones a las matronas, pero fracasaron. En otros países, el seguimiento del embarazo y del parto normales sin patología ni riesgo son responsabilidad de la matrona y, además, se preparan en escuelas independientes de las facultades de medicina y enfermería.

Y, aunque en España no ha cambiado nada desde entonces, la OMS (Organización Mundial de la Salud), en la Declaración de Fortaleza de 1985, estableció que: «debe promoverse la formación de parteras o comadronas profesionales. La atención durante el embarazo, parto y puerperio normales debe ser competencia de esta profesión».

A pesar de esto, las mujeres gestantes y las madres siguen teniendo las mismas necesidades que cuando la profesión existía y no era solo un proceso medicalizado. Así que diferentes profesionales han decidido llenar ese espacio y es aquí donde entran en juego las doulas.

Las doulas no cuentan en España con una formación reglada. Su función es la de acompañar a las mujeres en el proceso de la maternidad. Responden a una demanda social: poder ser atendidas en casa durante todo el proceso, desde una perspectiva más afectiva y emocional. Por definición, una doula es una persona que apoya emocionalmente a las mujeres durante la gestación, el parto y el posparto. No son personal sanitario, por lo que no pueden realizar funciones médicas ni de atención sanitaria. Las doulas apoyan y acompañan a la familia y a la mujer durante el proceso maternal. Una doula siempre estará ahí cuando la mujer la necesite, a cualquier hora del día, cualquier día de la semana, sin cita previa.

Las matronas actuales son enfermeras especialistas en obstetricia y ginecología; es una profesión reglada con seis años de estudios universitarios y especialización. Son profesionales altamente preparados y formados para ejercer su función y el profesional sanitario más especializado para asistir el parto normal. Mientras, los ginecólogos son los profesionales cualificados para asistir los embarazos y partos de alto riesgo y las patologías derivadas o que puedan ocurrir durante la gestación y el parto. Son los encargados de decidir cuándo se realiza una cesárea de emergencia y son los que la llevan a cabo, entre otras muchas cosas. Sin embargo, la realidad es que la mujer hoy en día da a luz en el hospital y sus partos son atendidos en la mayoría de los casos por la figura del ginecólogo mientras que la figura de la matrona se limita a seguir sus indicaciones, mientras que debería ser al contrario. Si una mujer decide dar a luz acompañada de un equipo sanitario, debería ser la matrona la que avise a ginecología si ocurre algo.

El ámbito de actuación de las matronas debería ir desde la atención primaria y especializada a poder ejercer su profesión en el sector público, privado, por cuenta ajena y por cuenta propia.

En conclusión, ¿qué ocurre hoy en España, a grandes rasgos?:

Si decides llevar el proceso de tu gestación por la sanidad privada, lo común es que la matrona solo te vea en los cursos de preparación al parto. En el parto, su función se verá limitada a los cuidados y la asistencia durante el periodo de dilatación. Algunos seguros privados están implantando un sistema de atención a domicilio por la matrona en el posparto.

Si decides llevar el proceso de tu gestación por la sanidad pública, tendrás citas mensuales con la matrona, la verás en el curso de preparación al parto y atenderá todas las fases del parto, incluso el expulsivo es algunas ocasiones.

Para resumir, la matrona es el profesional sanitario experto y especializado en el periodo maternal de la mujer, desde la gestación hasta el posparto, acompañándola y ofreciéndole evidencia científica para poder acompañarla y saber derivarla a otros profesionales siempre que lo necesite, pero debe ser su sanitario de referencia en este proceso.

3.3 LA FUNCIÓN DEL FISIOTERAPEUTA

La fisioterapia es la especialidad sanitaria que ofrece tratamientos no farmacológicos ni quirúrgicos para diagnosticar, prevenir y tratar síntomas de dolor o limitación funcional del sistema musculoesquelético, por medio del ejercicio terapéutico y terapias físicas y manuales.

La fisioterapia tiene como objetivo mantener y recuperar la máxima funcionalidad y movilidad de los pacientes en sus actividades diarias y los tratamientos se basan en el empleo de técnicas evidenciadas científicamente para recuperar el movimiento, las funciones físicas básicas y las funciones viscerales, después de haber sufrido una lesión.

Además, la función de la fisioterapia no es solo la de tratar sintomatología después de un mecanismo lesional, sino que debe aplicarse de manera preventiva junto al entrenamiento especializado aplicado por los entrenadores para poder asegurarnos un estado de salud óptimo.

En resumen, el fisioterapeuta, al contrario de lo que se piensa, se encarga de prevenir y rehabilitar lesiones y educar a los pacientes.

Es importante recalcar que la fisioterapia no solo trata el dolor a nivel local. El dolor es un aviso del cuerpo de que algo no va bien; por ello, el fisioterapeuta siempre empleará el razonamiento clínico para llegar a la causa original del dolor o del síntoma. Estamos demasiado acostumbrados a tratar los síntomas sin pararnos a pensar de dónde vendrán. Nuestro cuerpo nos manda señales diariamente para expresarnos cuál es nuestro estado de salud en cada momento, por ello, no vale con ponerme hielo en la rodilla si me duele, darme un masaje en el cuello si tengo cargadas las cervicales o ponerme una manta eléctrica en la lumbar si me molesta. Estamos demasiado acostumbrados a tomarnos una pastilla para aliviar los síntomas de esto o de lo otro, sin pararnos a pensar en qué estará causando realmente esos síntomas. En muchas ocasiones, a no ser que hayamos sufrido un traumatismo directo, el cuerpo se expresa a través del dolor sin la presencia de una causa física de lesión y, la fisioterapia, visibiliza el cuerpo como una sola unidad funcional, llegando a la causa inicial del dolor sea cual sea.

Dentro de la fisioterapia hay varias especializaciones dependiendo de la población a la que se atienda, las más conocidas son la fisioterapia deportiva, la pediátrica, respiratoria, neurológica, traumatológica y uroginecológica. Como estamos en un libro sobre suelo pélvico, vamos a explicar en qué consiste la fisioterapia uroginecológica, que es la rama de especialización que se encarga, entre otras, de las disfunciones del suelo pélvico.

¿CÓMO PUEDE AYUDARME LA FISIOTERAPIA AHÍ ABAJO?

La fisioterapia de suelo pélvico no es solo para mujeres embarazadas o que acaban de dar a luz, también se especializa en hombres, niños y ancianos. Su objetivo es tratar disfunciones del suelo pélvico que puedan afectar a la correcta función de la micción y defecación así como de la esfera sexual.

Como vimos en el capítulo uno el suelo pélvico y su correcto funcionamiento está íntimamente ligado a nuestra postura y a nuestra musculatura abdominal. Por ello, decíamos que una cistitis, unas hemorroides o un estreñimiento pueden venir derivadas de un mal funcionamiento abdominal o demasiada tensión en el músculo diafragma. Por tanto:

El fisioterapeuta especialista en suelo pélvico es el profesional que empleará el razonamiento clínico para llegar a la causa original de un dolor perineal o una disfunción de las visceras de la pelvis.

La herramienta más completa y útil para poder realizar un diagnóstico completo y encontrar la causa de lesión a nivel pelviperineal es la valoración de suelo pélvico.

Y no, no tiene nada que ver, como ya hemos visto en este mismo capítulo, con el tacto y la valoración que te puedan hacer el ginecólogo o la matrona.

¿EN QUÉ CONSISTE UNA VALORACIÓN DE SUELO PÉLVICO?

Una valoración por parte del fisioterapeuta tiene varias partes:

1. La entrevista inicial. En ella te preguntarán sobre tus hábitos de vida para poder plantear las hipótesis sobre cuál es la causa original del problema. Posteriormente, estas hipótesis se comprobarán con la exploración física y por imagen (normalmente ecografía) y si el fisioterapeuta lo considera, te derivará a un médico especialista para que te pueda prescribir una prueba de imagen más detallada, como resonancia magnética o radiografía. Las preguntas de la entrevista irán en relación a:
    - Tus hábitos deportivos. Es importante saber si la actividad física que realizas puede estar siendo excesiva o estar mal planificada y ser esta la causa de lesión.
    - Tus hábitos miccionales y defecatorios. Es vital conocer cuántas veces vas al baño, si vas de manera natural o con suplementos, si tienes que apretar o va solo, si queda residuo posmiccional, duele, pica y un largo etcétera.
    - Tus hábitos alimenticios. Tomar demasiada cafeína, poca agua, mucha fibra, poca fruta, demasiadas grasas... Todos estos hábitos alimenticios pueden generar un mal funcionamiento digestivo y de la función miccional y defecatoria.
    - Tus hábitos sexuales. Ser eyaculador precoz, que te duela mantener relaciones en unas posturas sí y en otras no, no ser capaz de tener una erección, que no puedas alcanzar el orgasmo, que no puedas llegar ni siquiera a la penetración o que haya una inhibición del deseo sexual son síntomas de disfunciones espe-

cíficas del suelo pélvico. Conocerlas ayudará al fisioterapeuta a poder realizar un diagnóstico más específico y poder elegir las mejores herramientas disponibles.

- Tu historial médico y profesión. Hay algunas profesiones más dadas a sufrir disfunciones perineales que otras. Una persona que pase mucho tiempo de pie cargando peso o mucho tiempo sentada en una mala postura, generará una serie de compensaciones posturales y musculares que pueden afectar a la esfera abdominopélvica. A su vez, en el caso de las mujeres, el historial obstétrico es muy importante, valorar el sufrimiento perineal que ha sufrido esa mujer en su embarazo o parto nos aportará mucha información imprescindible para el diagnóstico y la elección del tratamiento.

2. La exploración física. Es necesario continuar la valoración con una exploración física postural, del abdomen y del periné. En primer lugar, se realizará una exploración visual, de la postura, del abdomen y de aspectos como el estado de la piel y las cicatrices de episiotomías, cesáreas o desgarros perineales. Después, se llevará a cabo una palpación de la musculatura abdominal. Se valorará el estado de la musculatura profunda abdominal para medir si existe diástasis, si los reflejos de activación del abdomen están activos y si el periné se contrae ante aumentos de la presión abdominal. Por último, se realiza una palpación intracavitaria vía vaginal para conocer el estado de la musculatura pélvica, su tono, fuerza y reflejos, así como la estática visceral, y así detectar las posibles causas mecánicas de incontinencia o prolapsos si los hubiera.
3. Se realizan test de valoración de la musculatura del suelo pélvico. En ellos se medirá la fuerza, resistencia, velocidad y la existencia de puntos de tensión o contracturas musculares. De esta manera, se conocerá la causa real de disfunción y se podrán marcar los objetivos de tratamiento adecuados.

Por último, es importante recordar que cada persona necesita una valoración específica que encaje con su entrevista e historia clínica. Según los datos obtenidos de la valoración, se podrá realizar un tratamiento individualizado o derivar a otros profesionales del sector. Las valoraciones siempre se realizan desde un total respeto hacia la intimidad del paciente y no debe producir dolor.

Con base en la valoración, el fisioterapeuta empleará técnicas manuales, electroterapia, técnicas visuales mediante *biofeedback* o ejercicio terapéutico para la reeducación postural y abdominoperineal para poder recuperar y tratar la causa de disfunción.

3.4 LA FUNCIÓN DEL ENTRENADOR PERSONAL

Un entrenador personal es un profesional que debe ser, como mínimo, graduado en Ciencias de la Actividad Física y del Deporte, la antigua licenciatura de INEF.

El entrenador personal o educador físico, como decimos ahora «los modernos», está cualificado y ha sido formado en la universidad para entender el movimiento del cuerpo humano, su biomecánica, anatomía y su fisiología.

Con base en los objetivos y la condición física de cada cliente, el entrenador personal realiza una planificación de trabajo, prescribiendo ejercicio físico estructurado y organizado y enseñando a realizar la técnica correcta.

Se trata de un promotor de la salud y es el profesional más implicado en el área de la prevención de lesiones y patologías. Mejora la condición física y, por lo tanto, la salud. A nadie le extraña escuchar ya a estas alturas que ser activo físicamente previene enfermedades relacionadas con el sedentarismo, como cardiorespiratorias, diabetes, obesidad, osteoporosis y hasta depresión.

Por ello, el profesional de la actividad física trabaja la salud desde la prevención de lesiones y patologías, utilizando como herramienta la prescripción de ejercicio físico y la preparación para practicar deporte de manera efectiva y no lesiva.

En el caso de que el cliente quiera entrenar y tenga una lesión o patología, o tenga dudas, deberá acudir primero a su profesional sanitario de referencia para diagnosticar su causa de lesión original y, o bien tratarla o comunicar al entrenador el diagnóstico, para que estos puedan planificar y organizar sesiones de ejercicio físico individualizadas a cada causa lesional o casuística, y enseñar de esta manera al cliente a mover su cuerpo de la manera más óptima y económica.

El objetivo principal de todo entrenador es alcanzar un estado de salud óptimo y conseguir el máximo rendimiento de las capacidades físicas básicas: fuerza, resistencia, velocidad y flexibilidad para mejorar la condición física, que es considerada un marcador de salud importantísimo en la población.

Para ello, el entrenador trabajará influyendo sobre el aparato locomotor, circulatorio y respiratorio para conseguir sus objetivos.

Los entrenadores personales están especializados en diferentes áreas, según los objetivos de los clientes, ya que la prescripción del ejercicio debe realizarse con base en un conocimiento global de las diferentes disfunciones y patologías de cada cliente. Por eso, debes elegir a tu entrenador personal con base en tus objetivos. No todos los entrenadores personales podrán ayudarte en todo.

La prescripción del ejercicio siempre debe ser personalizada en cuanto al tipo de ejercicio y carga, patrón postural y necesidades físicas en tu vida diaria. Además, como cliente, debes ser guiado por el profesional que asegure la correcta ejecución de tu movimiento.

¿CÓMO PUEDE UN ENTRENADOR PERSONAL AYUDAR A MI SUELO PÉLVICO?

Como hemos explicado en el capítulo de anatomía, el suelo pélvico no funciona por sí mismo y aislado del resto del cuerpo, sino que se ve afectado por todo lo que ocurra a nivel postural, mecánico y visceral en el tronco, pelvis y piernas.

Actualmente, incluso se relaciona la hiper o hipotonía del suelo pélvico en muchos casos con disfunciones en la articulación temporamandibular, ya que esta afecta sobre la postura global del individuo[21].

Es decir, la integridad y óptima función del suelo pélvico depende de la ergonomía de cada persona y de la calidad del movimiento.

Pongamos como ejemplo un caso real, que en el mundo del entrenamiento encontramos a diario, para poder entender cuál es la función del entrenador:

Una mujer en el posparto está dando el pecho de manera exclusiva y padece incontinencia urinaria, tiene el alta de su ginecólogo y matrona. Estos dos le han dicho que haga ejercicios de Kegel así, un poco a boleo, durante su día a día y mejorará. Esta mujer hace los ejercicios (sin saber si lo está haciendo bien o no, ni cuántas repeticiones, de cuántos segundos, en qué posturas, etc.) y como no se recupera, oye hablar de la fisio de suelo pélvico. Acude a la fisio de suelo pélvico después de 3 meses con incontinencia. Esta le hace una valoración y le habla de hipotonía del suelo pélvico, de una vejiga y uretra descendida y una cicatriz de la episiotomía muy mal curada, así que se ponen manos a la obra con el tratamiento. Con la fisio, esta mujer mejora la calidad de la cicatriz, recupera fuerza en su suelo pélvico e incluso aprende a cómo activar su abdomen. Su incontinencia urinaria mejora, pero sigue teniendo episodios de escapes y dolor lumbar. Ella sigue dando el pecho y además le duele el hombro y la cervical. Se trata con su fisio del hombro, del cuello, de la espalda, de la lumbar... pero sigue teniendo que acudir a fisioterapia de tanto en tanto, porque los síntomas siempre vuelven.

¿Qué falla en el tratamiento de esta mujer? Supongo que imaginaréis la respuesta, falta de entrenamiento. Os explico por qué.

Ella empezó haciendo ejercicios de Kegel en su casa, pero no mejoraba porque no tenía buen control de su suelo pélvico y en vez de apretar la «musculatura de la vagina» apretaba los glúteos y el abdomen. Su ginecólogo y matrona nunca le hablaron del fisioterapeuta especialista en suelo pélvico.

Después, con su fisioterapeuta mejora y siente su suelo pélvico, trata su cicatriz, mejora el tono de su abdomen, pero no está recuperada por completo. Su fisioterapeuta nunca la derivó a entrenamiento personal especializado. Además seguía dando el pecho, por lo que su postura afectaba gravemente a las articulaciones del hombro, cervical, dorsal lumbar y pelvis. Sus fisios nunca le dijeron que debía entrenar para preparar su cuerpo para la lactancia y evitar lesiones asociadas a las posturas tan malas y tan repetidas (ya hemos hablado de que el entrenador personal es el especialista en prevención de lesiones). Finalmente su entrenadora personal trabaja con ella su suelo pélvico y su abdomen integrado en movimientos funcionales de su vida diaria, trabaja con ella la fuerza y resistencia para mejorar su postura, su rango articular, su movimiento y la función de sus articulaciones. Trabaja con ella su capacidad cardiorrespiratoria y mejora su estado anímico, y solo al final de este complejo y largo proceso, su incontinencia desaparece.

Lo que le ha ocurrido a esta mujer, es que ha perdido tiempo y dinero desde el principio, porque ella que ha sido afortunada podía permitirse y ha escuchado hablar de la fisioterapia y del entrenamiento personal.

En la mayoría de las ocasiones, las mujeres en su situación se quedan estancadas haciendo ejercicios de Kegel en sus casas y con *salvaslip* para salir a la calle, por culpa de que los profesionales sanitarios no trabajan de manera multidisciplinar.

A modo de resumen, ¿qué puede hacer un entrenador personal especializado en embarazo, posparto y anatomía femenina por nosotras?

El entrenador personal conoce a fondo la fisiología, biomecánica, anatomía visceral y estructural de la mujer. Por ello, trabajará las capacidades físicas básicas siempre respetando la integridad del sistema abdominopélvico de la mujer, para evitar lesiones asociadas de suelo pélvico.

Sí, nosotras tenemos un agujero ahí abajo que ellos no tienen por el que salen cosas, muchas cosas. Por ello, no vale entrenar igual que los hombres, ni que otras mujeres. El entrenamiento debe ser adaptado a tu envoltorio, tu cuerpo, y a tu situación personal y emocional.

Un entrenador personal especialista en mujer conoce el ciclo menstrual y planifica y entrena con base en los cambios hormonales, igual que ocurre en el embarazo. El entrenador personal planifica las sesiones con base en los cambios posturales para prevenir y aliviar disfunciones asociadas a los cambios que se producen durante la gestación. Y de igual manera, el entrenador personal se adapta a tu situación en tu posparto (¡Ojo! Siempre previa valoración del suelo pélvico y alta obstétrica) para planificar tus objetivos ideales y, por último, se adapta a ti durante la menopausia.

Siempre con el claro objetivo de mejorar la calidad de vida de las mujeres en las diferentes etapas de la vida.

3.5 LA FUNCIÓN DE MI *SMARTPHONE* Y *GADGETS*

Hace años ya que la tecnología ha llegado a nuestras vidas para revolucionar nuestra forma de vivir, pensar y actuar. Hoy en día, el teléfono móvil es una extensión de nuestra mano, para bien y para mal. Y, por supuesto, nuestro suelo pélvico no se libra de esta dependencia.

Tenemos a nuestra disposición aplicaciones móviles que nos indican nuestro ciclo menstrual, desde cuándo ovulamos hasta los días fértiles. Otras aplicaciones nos recuerdan cuándo ir a hacer pipí con base en los líquidos que hemos tomado. Otras, te recomiendan las mejores posturas sexuales con base en un simple cuestionario. Hay de todo en el mercado de las aplicaciones móviles. Pero ¿cuándo debemos utilizarlas, cómo y cuáles son las más eficaces?

Hace ya años que la electroterapia es parte esencial en la recuperación del suelo pélvico, no solo utilizando corrientes para estimular o relajar la musculatura, sino también para poder ver a tiempo real en una pantalla cuánto y cómo se activa nuestra musculatura perineal. Para ello, se usa una herramienta llamada *biofeedback*.

El biofeedback, es un método imprescindible para valorar y recuperar el suelo pélvico. Es un aparato que se inserta en la vagina y mediante unos sensores detecta la contracción de la musculatura del suelo pélvico.

Este dispositivo vaginal está conectado a un monitor que interpreta la información de los sensores y cuantifica la intensidad de las contracciones y el grado de relajación de la musculatura. Además, registra y convierte estos datos en una escala fácil de leer y entender. Tan fácil de entender que algunas marcas comerciales han transformado las señales del *biofeedback* en una muñequita que debe ir consiguiendo objetivos dentro de un videojuego. El fisioterapeuta programa tu entrenamiento y la muñequita irá saltando, corriendo, volando o andando despacio con base en cómo debes entrenar tu suelo pélvico.

Cuando estás en la consulta de tu fisioterapeuta y utiliza este dispositivo, tú misma podrás ir siguiendo su funcionamiento observando en unas gráficas los movimientos de relajación y contracción de tu periné mientras realizas el entrenamiento.

El *biofeedback* funciona[22] porque te aporta de manera inmediata y con exactitud información sobre la contracción que estás realizando, la transforma en una señal visual y auditiva fácil de interpretar para que tengas conciencia en el mismo momento de qué debes sentir, y cómo debes controlar tu cuerpo para alcanzar los objetivos planteados.

Una vez demostrada la eficacia de la aplicación de esta terapia, el mundo *smartphone* se ha beneficiado de ello.

Actualmente en el mercado hay miles de aplicaciones móviles que ejercen la función de *biofeedback*. Muchas marcas han lanzado al mercado el dispositivo vaginal que, mediante una aplicación móvil, te traduce la respuesta de tu musculatura para que lo tengas a mano. Sin duda, esto es un gran avance, ya que los pacientes pueden aplicar esta tecnología en la comodidad de su casa, incluso pueden tener acceso a recordatorios en el teléfono para saber cuándo deben entrenar. Pero, como siempre, cuidado. Solo deberás usar esta tecnología si la has trabajado previamente con tu fisioterapeuta.

No compres una aplicación móvil porque te da pereza ir al fisioterapeuta y el *gadget* es mucho más barato. Recuerda que para poder recuperar tu suelo pélvico es necesario haber pasado por una valoración previa y que el fisioterapeuta especialista te haya planteado una progresión de trabajo.

En muchas ocasiones, los fisioterapeutas trabajan con marcas comerciales que usan el *biofeedback* mediante una app en el *smartphone,* pero son los propios fisios los que, sesión tras sesión, te programan el entrenamiento que debes seguir en casa. No lo hagas por tu cuenta.

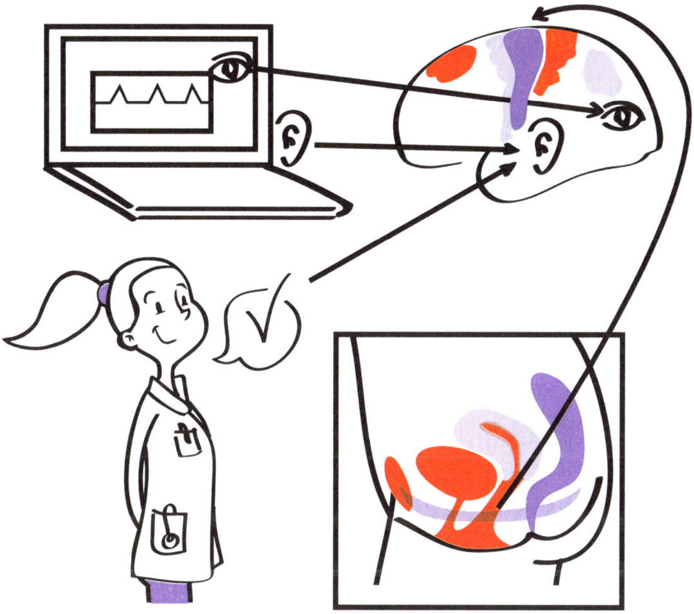

Otras aplicaciones móviles son mucho más sencillas y no necesitan de un dispositivo vaginal, aunque las que usan esta técnica suelen ser más eficientes. Para las últimas fases de la recuperación del suelo pélvico, cuando el fisioterapeuta ya se ha asegurado de que sabes contraer y relajar bien, hay aplicaciones más sencillas. Unas de las más famosas, simples y que lleva más tiempo en el mercado es una aplicación que tiene como protagonista a un gatito. En ella, el gato maullará y realizará diferentes gestos para que tú actives el suelo pélvico.

Hay otras aplicaciones desarrolladas por expertos que te aportan mucha más información, te realizan una serie de preguntas para intentar acercarse a un diagnóstico y poder plantearte diferentes tipos de entrenamientos, recordatorios diarios, número de ejercicios al día y repeticiones, carga de trabajo y diferentes posturas en las que ejercitarte.

Todas las aplicaciones son muy útiles pero siempre y cuando te haya visto un especialista previamente y sea quien te recomiende y programe los entrenamientos que debes seguir en casa.

Está claro que la recuperación y el cuidado del suelo pélvico no es cosa de un solo profesional, y todos y cada uno de ellos son fundamentales. Igual que son fundamentales los 20 pares de zapatillas deportivas que tengo en mi armario (y esto no es broma, realmente, porque no puedes usar las mismas zapatillas para correr que para hacer *fitness*), o las decenas de aparatos que mi marido adquiere cada vez que se engancha a un deporte nuevo, y necesita (porque así lo dice, necesita) para practicarlo.

Vale, no es lo mismo que la importancia de necesitar a todos los profesionales para el tratamiento del suelo pélvico, pero para que nos enteremos.

CAPÍTULO 4

Todo es cuestión de práctica

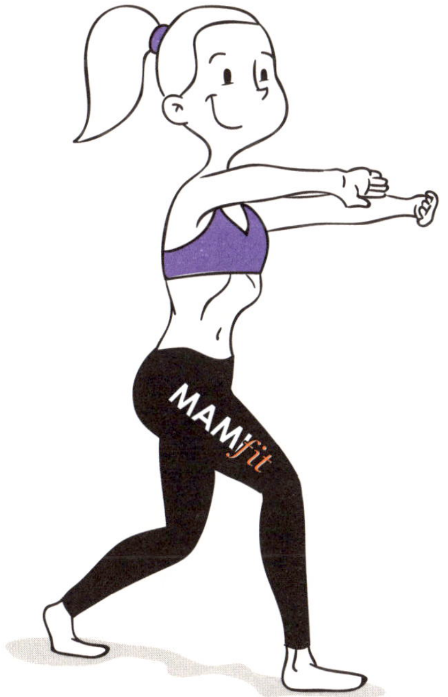

A estas alturas del libro, a no ser que te hayas saltado los capítulos anteriores, ya conocemos la anatomía de nuestro suelo pélvico, conocemos a los profesionales que nos pueden ayudar a diagnosticarlo, conocemos autocuidados y hemos ido introduciendo algunos *tips* sobre tratamientos recomendados. Ahora, vamos a hablar de tratamientos recomendados, tratamientos «de moda» y tratamientos bajo evidencia científica.

Lo primero que debemos dejar claro cuando hablamos de tratamientos es en qué consiste la evidencia científica. ¿A qué se refieren los profesionales sanitarios cuando dicen que un tratamiento o determinada técnica tiene evidencia?

Una técnica es válida y se debe aplicar cuando se ha demostrado que tiene beneficios y cumple los objetivos y las hipótesis que se han planteado en torno a ella. Pongamos un ejemplo muy simple. Pongamos que queremos demostrar que una técnica es beneficiosa para el suelo pélvico. Para ello realizamos una investigación científica. En la investigación elegimos a muchos sujetos que tengan las mismas características y la misma lesión y los dividimos en dos grupos. A un grupo le aplicamos la técnica que queremos demostrar que funciona, a otro no. Después de un tiempo, valoramos si la técnica ha sido efectiva. Si la técnica ha funcionado, otros investigadores la ponen en práctica y obtienen los mismos resultados y los sujetos son suficientes, podremos decir que nuestra técnica está evidenciada científicamente y es beneficiosa para el suelo pélvico.

Fijaos, algo tan simple de resumir en un párrafo y tan difícil de aplicar a la vez. La investigación va lenta en este país, no hay fondos ni recursos suficientes para poner en práctica la evidencia científica. Por ello, para que los fisioterapeutas y entrenadores profesionales de este país actúen bajo la evidencia, deben esperar a que salgan nuevas publicaciones de investigaciones realizadas en otros países que, por suerte, sí dedican fondos y tiempo a investigar para avanzar evolucionar en el sector sanitario.

Entonces, si un fisioterapeuta o un entrenador elige una técnica que no está probada científicamente, ¿lo está haciendo mal? Deberíamos pensar que sí, pero la evidencia científica siempre llega después que la evidencia clínica.

¿Qué es la evidencia clínica? Es la evidencia basada en los resultados que he obtenido poniendo en práctica determinada técnica. Pongamos otro ejemplo simplificado; yo, como fisioterapeuta, sé que una técnica es beneficiosa para tratar una cicatriz. Todos mis compañeros la usan obteniendo resultados muy beneficiosos para ella. Todas mis clientas están contentas con los resultados. Yo sé que el tejido de la cicatriz mejora con esa técnica, todos los fisioterapeutas lo saben, está recomendada e indicada para todos los pacientes que tengan una cicatriz. Aun así, esa técnica no tiene evidencia científica porque nadie ha realizado una investigación científica rigurosa para demostrarlo. Se priorizan otro tipo de investigaciones, pero no por ello dejo de utilizarla, porque sé que es beneficiosa.

Y así, cientos de técnicas y tratamientos actuales, que tienen evidencia clínica pero no científica, porque no se han dedicado fondos para investigarlas.

La evidencia clínica se usa mucho en fisioterapia y entrenamiento, ya que son carreras más jóvenes que la medicina y la enfermería. Y si en fisioterapia en general estamos a la cola de la evidencia científica, ni hablemos ya de la fisioterapia especializada en el suelo pélvico y en la mujer. Vamos a verlo de esta manera, dos fisioterapeutas presentan un proyecto de tesis en una universidad para intentar evidenciar su técnica. Uno quiere evidenciar una técnica para ayudar a que los futbolistas prevengan la rotura del ligamento cruzado anterior de su rodilla. Otro quiere evidenciar una técnica para aliviar el dolor de la menstruación en mujeres jóvenes. ¿Quién crees que va a conseguir el dinero para la tesis? ¿El de los futbolistas, o el de la menstruación?

Y por ello, como reflexión, no se debe juzgar tan a la ligera a la fisioterapia o a los entrenadores de aplicar técnicas que no siempre estén evidenciadas científicamente.

Y ahora sí, hablemos de los ejercicios de Kegel, los hipopresivos y otros tratamientos específicos para el suelo pélvico.

4.1 QUE ALGUIEN ME EXPLIQUE LOS EJERCICIOS DE *KEGEL*

Realizar un *kegel* significa realizar una contracción voluntaria de la musculatura del suelo pélvico. Llamar a una contracción del suelo pélvico «hacer un kegel» es tan absurdo como si ejercitar el músculo bíceps se llamara «realizar un Arnold», por Schwarzenegger.

¿Quién fue el famoso Kegel? Fue un ginecólogo estadounidense, de nombre Arnold (¡mira qué coincidencia!). Para que no se nos olvide, Kegel fue el Schwarzenegger del suelo pélvico. Arnold Kegel desarrolló un protocolo de entrenamiento de la musculatura del suelo pélvico para mujeres con incontinencia urinaria tras el parto. Mediante el fortalecimiento de esta musculatura, se mejora, entre otras cosas, la función del esfínter uretral y rectal. Tras obtener resultados muy satisfactorios en mujeres con incontinencia (su protocolo tenía evidencia clínica) publicó un artículo con los resultados en 1948 y los dio a conocer a todo el mundo.

En su artículo original, se puede leer en el resumen[23]:

> «El paso de la cabeza del feto a través de la vagina durante el parto conlleva una lesión muscular. (...) Se produce una pérdida parcial de la inervación de las placas motoras musculares, lo que en gran medida provoca la relajación de los músculos perineales, un hecho muy común después del parto.
>
> La experiencia ha demostrado que la demanda de uso es el factor más importante para restaurar la capacidad funcional de cualquier músculo esquelético. El ejercicio activo ayudará en la reinervación de las células musculares lesionadas y provocará un retorno de la contractilidad normal.
>
> Cuanto menor sea el tiempo transcurrido entre la lesión muscular, debida al parto o a un procedimiento quirúrgico y el comienzo del ejercicio, menor será la cantidad de atrofia del tejido y menor será el tiempo necesario para restablecer la función normal.
>
> El ejercicio con el perineómetro es útil para restaurar la función y el tono en el periodo posparto inmediato (...).
>
> Los procedimientos quirúrgicos para la corrección de la incompetencia vaginal, uretral y rectal pueden ser más eficaces si se realiza ejercicio preoperatorio y posoperatorio que mejore la textura, el tono y la función de los músculos perineales.
>
> Los procedimientos quirúrgicos para la corrección de la incompetencia vaginal, uretral y rectal pueden ser facilitados por el ejercicio preoperatorio y posoperatorio que mejora la textura, el tono y la función de los músculos perineales.
>
> El método de ejercicio descrito sugiere un nuevo enfoque para los estudios de la fisiología perineal».

No perdamos de vista que todo esto se publicó en 1948. Pero a día de hoy, 70 años después, muchas personas siguen sin tener claro cómo se deben realizar estos ejercicios, cuándo, y qué se debe sentir.

Los ejercicios para la musculatura del suelo pélvico, a día de hoy, tienen evidencia científica, sobre todo si se realizan acompañados de biofeedback y guiados por profesionales.

Se ha demostrado que el entrenamiento de los músculos pubovaginales, puborectales y pubocoxígeos produce una disminución de episodios de incontinencia, aumento de la fuerza de la musculatura del suelo pélvico y un aumento positivo en los cuestionarios de la calidad de vida[24].

Existe una diferencia entre la fuerza de una contracción máxima del suelo pélvico en una paciente continente (sin pérdidas) y una paciente no continente (con pérdidas). Las pacientes continentes han demostrado tener más fuerza en su suelo pélvico ante una contracción máxima en comparación con la fuerza que producen las pacientes no continentes[25]. Por ello, los ejercicios que se centran analíticamente en los músculos pélvicos, los ejercicios de Kegel, son el tratamiento demostrado como más efectivo a día de hoy para la incontinencia.

Los protocolos de tratamiento de los músculos pélvicos han demostrado su eficacia en cuanto al aumento de la fuerza, del volumen y de la capacidad de elevar las vísceras pélvicas hacia una posición más craneal. Además, se ha demostrado que, cuanto más fuerza produzca una contracción máxima del suelo pélvico, menor será la pérdida de orina.

Por lo tanto, está bien realizar ejercicios de Kegel, pero solo cuando nos hemos realizado una valoración de fisioterapia y el profesional nos ha pautado realizarlos, nos ha prescrito una rutina y nos lo incluye dentro de un tratamiento más global.

Siempre debemos saber cuánto tiempo contraer la musculatura, cuánto tiempo mantenerla contraída y cuánto tiempo debemos relajarla, cuántas repeticiones, cuántas series y en qué posturas los practico. No es lo mismo realizarlos de pie y contraer los músculos mientras están soportando todo el peso de nuestro paquete visceral que contraerlos tumbadas, mientras están totalmente relajados sin recibir ninguna carga.

Además, debemos saber que lo estamos haciendo bien, ya que en muchos casos, muchas mujeres empujan hacia abajo con el abdomen y en vez de contraer la musculatura, contraen los glúteos y los aductores.

Por ello, la recomendación es hacerlos siempre bajo la supervisión de un profesional y viendo en una pantalla lo que estamos haciendo exactamente. Una vez hemos aprendido bien, podemos empezar a trasladar la rutina de ejercicios a casa. No existen fórmulas ni protocolos para trabajar la musculatura del suelo pélvico, cada caso debe ser tratado de manera individual, primero para diagnosticar exactamente cuál es la causa de disfunción, y luego para adaptar el entrenamiento a dicha causa.

Por ello, debemos dejar claro que no debemos realizar ninguna rutina sin que nos haya valorado el suelo pélvico un fisioterapeuta especializado. No vale contraer conduciendo con el semáforo en rojo, no vale contraer viendo la tele tumbada en el sofá ni hacerlo todo rápido sin descansar para terminar lo antes posible, no vale cualquier momento ni circunstancia, porque no vale cualquier postura ni a cualquier velocidad ni hacerlo sin tener plena consciencia de lo que estamos trabajando. Sí, lo sé, las mujeres podemos hacer varias cosas a la vez, pero a la hora de entrenar, mejor estar concentradas al cien por cien.

Por todo lo anterior, debemos tener precaución con las recomendaciones de ejercicio que no vengan directamente prescritas por un profesional experto en ejercicio físico.

El suelo pélvico es un conjunto de músculos, ligamentos, tendones y fascia. Por ello, para entrenarlo, igual que cualquier otro conjunto de músculos, ligamentos, tendones y fascia en cualquier otra parte del cuerpo, como un brazo o una pierna, debemos acudir a los expertos en entrenamiento.

4.2 LAS FAMOSAS HACEN HIPOPRESIVOS

Vivimos en un mundo de *marketing*, redes sociales, anuncios en internet, *influencers*... y todo ello no afecta solo al mundo de la ropa, perfumes y modas estéticas, sino que también afecta al mundo sanitario y del entrenamiento.

Las famosas no solo nos hacen llegar fotos de sus *looks*, también nos recomiendan qué pasta de dientes usar, con qué cortaúñas debemos cortarnos las uñas del pie y qué rutinas de entrenamiento seguir. Es el peligroso mundo de las modas deportivas.

Ha pasado con el Pilates, pasó con la zumba, el yoga y también los hipopresivos. Que un entrenamiento aparezca en redes y anuncios normalmente nos genera rechazo e intriga a la vez. Muchas personas buscarán en qué consiste porque quieren asemejar su imagen lo más posible a la persona que está detrás del anuncio. Los profesionales más puristas dirán que las modas siempre pasan y rechazaran el método porque está demasiado «explotado» y «vale para todo». Las empresas dirán que usar las redes sociales es una manera de concienciar a la población y de mantenernos informados sobre las opciones que tenemos. Y lo cierto es, que todos y ninguno tienen razón a la vez.

¿Qué son los hipopresivos? ¿Por qué los hacen las famosas? ¿Son solo una moda pasajera?

Para entender los hipopresivos, debemos partir de la base de que la musculatura del suelo pélvico no llegará nunca a su nivel óptimo de funcionamiento si las paredes y la musculatura abdominal no es óptima[25]. Sabemos que el suelo pélvico funciona junto a la pared abdominal, para mantener la estabilidad del tronco, la continencia y para gestionar las presiones abdominales. La principal causa de disfunción del suelo pélvico y de dolor lumbar mecánico a largo plazo es, entre otras cosas, esta falta de coactivación entre los diferentes músculos que deberían activarse a la vez para hacer bien su trabajo.

Las mujeres con incontinencia urinaria, en su mayoría, presentan alterada o incluso perdida la coactivación entre los músculos pélvicos y los músculos abdominales. Por esta razón, ante una elevada presión intraabdominal (como toser), la musculatura del suelo pélvico queda debilitada, no se contrae junto con la musculatura profunda del abdomen y no es capaz de contrarrestar el hundimiento de la cavidad pélvica, produciéndose así pérdidas de orina.

Normalmente, esta desincronización ocurre durante la gestación, ya que si no se entrena, el aumento del volumen abdominal distiende la musculatura profunda del abdomen hasta lesionarse, haciendo que pierda su función.

La recuperación posparto se basa en la reconexión del abdomen y del suelo pélvico principalmente, y de que juntos, se activen cuando aumenta la presión en la cavidad abdominal.

Pero no es solo cosa de posparto, esta conexión se puede romper también con deportes de alto impacto, sin necesidad de haber sido madre. Las mujeres atletas que practican deportes de alto impacto sufren más de incontinencia que otras mujeres que practican otro tipo de actividad física[26]. La que se cree, actualmente, como la causa más común es la fatiga que sufre el periné ante aumentos repetidos de la presión abdominal y la pérdida de la coactivación entre la musculatura profunda del abdomen y el suelo pélvico. Si me preguntas, entonces, qué son los hipopresivos, está sería la respuesta:

Los hipopresivos son una técnica global de entrenamiento postural y respiratorio, asociados a una disminución de la presión abdominal.

Y esto, ¿qué quiere decir? Pues que se trabaja la postura con una respiración muy específica que produce la contracción de la musculatura profunda del abdomen y del suelo pélvico de manera involuntaria. Reconectan al abdomen y al suelo pélvico para que vuelvan a funcionar juntos, utilizando unas posturas específicamente pensadas para ello.

El objetivo de los hipopresivos es aumentar el tono abdominal y aumentar el tono de la musculatura del suelo pélvico, generando una coordinación entre ambos. Es decir, aumentar el tono muscular de ambos y hacer que se contraigan de manera conjunta, para recuperar el funcionamiento óptimo de ambos.

Los hipopresivos, al principio, se usaban exclusivamente como ejercicio terapéutico para fortalecer el suelo pélvico en el posparto, pero el entrenamiento ha evolucionado y ahora sabemos que la base del entrenamiento y los beneficios que obtenemos de ellos vienen dados por la postura.

Las posturas utilizadas reeducan el tono de la musculatura antigravitatoria, es decir, de los músculos que nos mantienen en pie en contra de la gravedad.

La musculatura que nos mantiene de pie, normalmente, está inhibida debido al estilo de vida sedentario que llevamos la mayoría de las personas.

Cuidando tu postura, cuidas también a tu abdomen y tu suelo pélvico, ya que este no funciona solo, sino que depende del abdomen, la columna lumbar, los glúteos, el diafragma y los hombros (entre otros).

Una persona con una inhibición de los músculos antigravitatorios tendrá los hombros enrollados hacia delante, la cabeza adelantada, una cifosis dorsal aumentada, una lordosis lumbar excesiva, los glúteos dormidos y la pelvis mal posicionada. Todo ello, genera que el suelo pélvico tenga una mala tensión, que la posición de las vísceras no sea la óptima y que los músculos no puedan contraerse como es debido.

Los hipopresivos se componen de varios bloques de posturas, divididos por objetivos de trabajo con base en la activación de las diferentes cadenas musculares. Se programan los entrenamientos con base en una valoración previa de la persona, en la que se mide su postura estática y cómo se mueve esa persona, para poder marcar unos objetivos y elegir las posturas más beneficiosas para cada persona.

Las posturas se basan en la evidencia descrita por Marcel Caufriez, quien se puede considerar al padre de los hipopresivos. Él definió lo que se conoce como vías de divergencia. Es decir, cómo activando a diferentes músculos del cuerpo a la vez se pueden conseguir quitar tensión del diafragma y conseguir el efecto de disminución de la presión abdominal y de activación de la faja profunda del abdomen y del suelo pélvico.

¿Qué elementos posturales tienen en común las posturas de los hipopresivos?

- Autoelongación. La autoelongación activa la musculatura antigravitatoria y activa la faja profunda del abdomen. Haz la prueba. Adopta una posición mala. Hombros enrollados hacia delante y tronco flexionado. Nota cómo tu abdomen se arruga y se pliega. Ahora elóngate como si quisieras separar tus vértebras una a una. ¿Notas cómo el abdomen se tensa y se activa? Elongación cervical. Con ello, mantenemos la columna cervical neutra, de manera que corregimos esa antepulsión tan lesiva y que tanto sobrecarga nuestros trapecios y descomprimimos las carillas articulares de las vértebras.
- Activación de la cintura escapular. Es importante mantener las escápulas en posición neutra y bien activa, para evitar la rotación interna y el adelantamiento de los hombros. Además, debemos activar a toda la musculatura que estabiliza a las escápulas en su sitio, ya que normalmente está inhibida como compensación al estrés, un estilo de vida rápido, los ordenadores, muchas horas al volante en tráfico, preocupaciones... que hacen que nuestros hombros se enrollen hacia delante, nuestro diafragma se ponga tenso y las dorsales se curven más de lo debido.

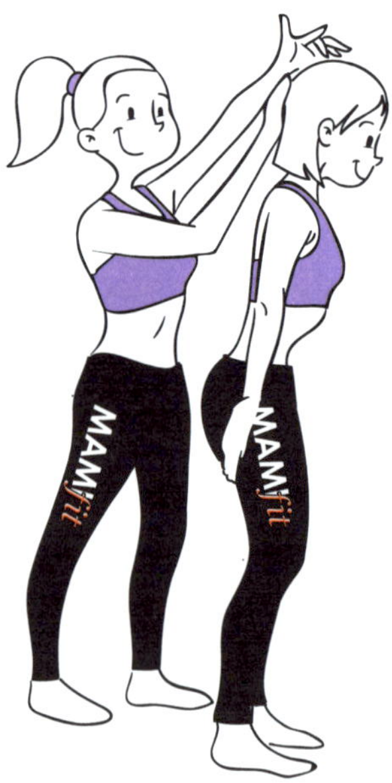

- Adelantamiento del eje corporal. Toda la cadena muscular posterior, es decir, todos los músculos de detrás de nuestro cuerpo tienen una función conjunta, mantenernos en la vertical y elongarnos. Adelantar el eje corporal es una estrategia para activarlos, ya que interpretan que el cuerpo va a volcar hacia delante y deben activarse para no caernos.
- Apnea espiratoria, para activar el abdomen y el suelo pélvico y realizar un efecto de succión en las vísceras de la pelvis. Lo explicamos más adelante.

Bien, hemos aclarado el porqué de esas posturas tan raras en las que vemos a la gente para hacer hipopresivos, vamos a ver ahora qué tipo de respiración se utiliza.

Los hipopresivos, si por algo se han vuelto tan famosos en el mundo *blogger* e *influencer*, es porque al hacer la respiración, se genera como una succión del abdomen. La gente suele decir, ¡ah! ¡Es eso de meter el ombligo hacia dentro!

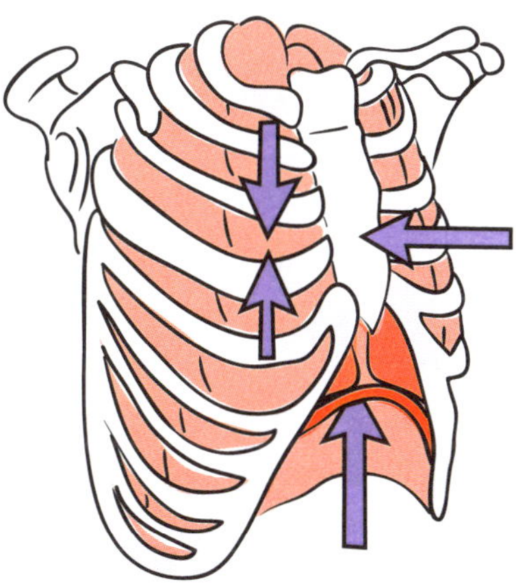

Ese efecto de succión, genera un ascenso momentáneo de las vísceras del suelo pélvico. El efecto se asemeja a un desatascador del váter. El diafragma sería el desatascador, que haciendo un efecto de vacío, consigue elevar las vísceras, a la vez que se contraen los músculos del abdomen y del suelo pélvico.

Esto ocurre gracias a la apnea espiratoria. Esta, consiste en quedarse sin respiración después de haber soltado todo el aire de los pulmones. Lo que ocurre, a modo simplificado, es que el cuerpo interpreta esta apnea espiratoria como una «intoxicación». La apnea incrementa la activación del suelo pélvico porque además de faltar oxígeno en el organismo, se acumula mucho CO_2. Es más importante para el organismo eliminar el CO_2 que volver a coger aire, por lo que se produce una activación de los músculos espiradores, principalmente, el transverso del abdomen, que ya sabemos que se contrae junto al suelo pélvico.

Y así es cómo funcionan los hipopresivos según las teorías de Marcel Caufriez. Y por ello, las famosas, hacen hipopresivos.

¿Son una moda? Bueno, están en auge porque cada vez hay más concienciación sobre el cuidado del suelo pélvico en mujeres jóvenes.

¿Sirven para la incontinencia urinaria? Según la evidencia clínica y las teorías de Caufriez la previenen, pero una vez tenemos incontinencia, se deben hacer junto a otros tratamientos y no en todos los casos.

¿Tienen contraindicaciones? Sí, las embarazadas no deben realizar la apnea espiratoria porque podría producir una contracción refleja del útero, causando así un parto prematuro. Además, no se deben practicar con personas hipertensas o personas que cursen con una hipertonía del suelo pélvico (los síntomas están descritos en el capítulo 1).

4.3 ¿QUÉ PASA CON LOS ABDOMINALES TRADICIONALES?

¿Qué pasa con ellos? ¡Pero si se han hecho toda la vida! Cierto, igual que toda la vida se han vendido compresas para las pérdidas de orina.

Pero como todo en este libro no todo es blanco o negro, ni sí ni no. Vamos a ver por qué los típicos abdominales de rutina de gimnasio que hacíamos todos en el gimnasio para conseguir un vientre plano y lucir tableta de chocolate, no solo no funcionan, sino que además son lesivos para el periné.

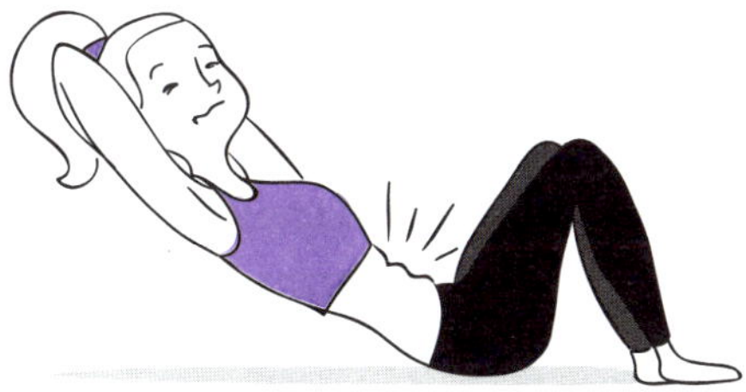

¿Quién reconoce haber realizado este abdominal alguna vez en su vida?

Los abdominales tradicionales, los *crunch*, son un ejercicio que se utiliza para que los músculos rectos del abdomen, la tableta de chocolate, se acorten, aproximando sus extremos para aumentar el volumen de sus vientres musculares.

Pero los rectos abdominales tienen una función más importante aparte de lucir tipito en la playa, es un importantísimo músculo postural y estabilizador de la columna vertebral.

Piénsalo, si sus extremos se acercan, ¿qué ocurre con tu tronco? Se flexiona. Como no estamos lo suficientemente encorvados ya por nuestro estilo de vida sedentario, pues ahora más.

Si se acercan los rectos del abdomen, se produce un importantísimo aumento de presión abdominal, que ejercerá una presión descomunal en nuestro suelo pélvico, haciendo descender los órganos pélvicos. Además, también ejerce presión en la columna lumbar, siendo lesivo para ambos. Si estás tumbado boca arriba y no aplanas tu columna lumbar contra el suelo, pero tampoco activas tu músculo transverso (que tiene como una de sus funciones principales mantener las curvas de tu espalda estables) al realizar el abdominal flexionarás contigo a la columna lumbar, generando una gran presión en los discos intervertebrales.

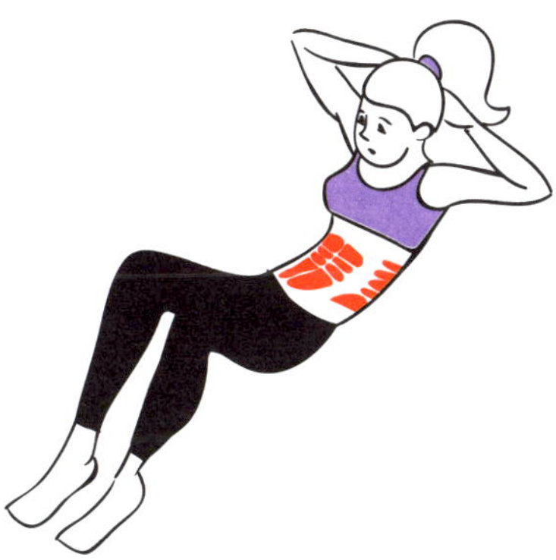

Si aplanas tu columna lumbar contra el suelo, estás borrando su curva fisiológica, que está ahí para algo, y además de forzar que ese aplanamiento se mantenga en el tiempo, estás realizando un movimiento que va en contra de su fisiología.

En adición a todo lo anterior, cuanto más entrenes la musculatura superficial del abdomen, menos trabajarás con la musculatura profunda, por lo que se creará una disfunción en el funcionamiento óptimo del abdomen y no te estabilizará en los movimientos de la vida cotidiana. Sin estabilización del abdomen, el movimiento es pobre, no es natural porque se realizará con músculos que no están ideados para ella, por lo que la espalda duele, aparecen hernias discales, inguinales, disfunciones del suelo pélvico y un largo etcétera.

> Trabajar para tener seis músculos súper tonificados sin tener en cuenta el resto del cuerpo, no es funcional ni una buena idea. Se debe trabajar el abdomen integrándolo en un movimiento funcional junto al resto del cuerpo.

Entonces ¿demonizamos a los abdominales tradicionales? Sí y no. Se pueden realizar siempre que se active previamente la musculatura profunda del abdomen y el suelo pélvico. Partiendo de una base de activación de la musculatura profunda, se pueden activar los rectos en el movimiento del *crunch*, si es que, por ejemplo, tu técnica deportiva te lo exige.

En conclusión:

- No es una buena idea ponerse a hacer abdominales tradicionales sin control ni supervisión, ni sin haber trabajado previamente la faja abdominal profunda.
- Las mujeres embarazadas o que acaben de dar a luz no deben trabajar sus rectos del abdomen en acortamiento, si no de manera funcional siguiendo una secuencia de activación de musculatura de más profunda a más superficial.

- Las mujeres con incontinencia, disfunción del suelo pélvico, prolapso pélvico u hombres con hernia inguinal o impotencia funcional no deben realizar este tipo de abdominales.
- Personas con hernias discales lumbares o dolor lumbar o pélvico no deben realizar este tipo de abdominales, sino reeducar primero su movimiento y su faja abdominopélvica.
- Si vas a realizar estos abdominales, no se deben hacer en apnea, aguantado la respiración, sino que debemos acompañarlos con una espiración lenta y forzada para activar la faja profunda.
- Aparte del *crunch*, los *sit-ups*, bicicleta, el cien de Pilates, elevar ambas piernas del suelo a la vez y abdominales oblicuos llevando el codo a la rodilla contraria, entre otros, son todos ejercicios que funcionan igual que el *crunch*, por lo tanto, se deben evitar.

Y ¿qué abdominales hago entonces para marcar tableta de chocolate en la playa?

Lo mejor para marcar los abdominales es perder la grasa superficial del abdomen, con una dieta rica y nutritiva. El abdomen trabaja durante nuestro día a día, nos mantiene en pie. No es necesario fortalecerlo trabajando su volumen porque debe tener el volumen óptimo para mantenernos en pie y la elongación suficiente para mantener una buena postura. Por ello, si se entrena, se debe entrenar dentro de un trabajo global, que involucre a todo el cuerpo y a grandes grupos musculares que funcionen a la vez. Realizar ejercicios específicos de abdomen debería estar solo indicado para personas con una disfunción, como puede ser la inhibición del abdomen que sufre una mujer posparto, o para atletas que necesiten fortalecerlo de manera diferente para favorecer su técnica deportiva, o incluso para fisioculturistas que necesitan aumentar el volumen porque viven de ello. Para el resto de los seres humanos, y más específico para esos seres humanos que tenemos un agujero de más en la pelvis, nos queda comer bien y entrenar de manera mejor.

CAPÍTULO 5

Preguntas frecuentes

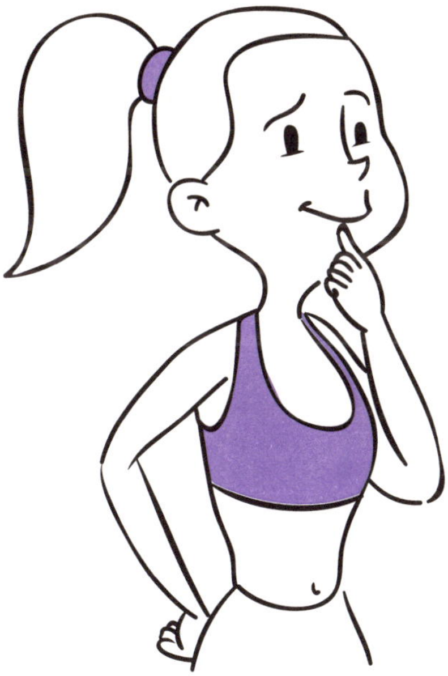

Las preguntas frecuentes son esas páginas que a menudo nadie suele leer, por más que insistimos. Pero, si se llaman preguntas frecuentes será, justamente, por esa razón, porque son muy frecuentes. Parece que he entrado en bucle, pero durante todos estos años, mis clientas me han hecho estas cuestiones una y otra vez, así que te recomiendo coger papel y boli, anotar y subrayar todas aquellas cosas que te llamen la atención y sobre las que tienes alguna duda. Además, te contaré muchas curiosidades que harán que no se te olvide nada. Y oye, estos temas son apasionantes para cualquier reunión de amigas...

Se trata, en definitiva, de todo lo que he ido recopilando durante mis años de experiencia, y son preguntas que todas y cada una de nosotras hemos tenido o tendremos en un futuro.

¡Empezamos!

PREGUNTAS GENERALES SOBRE EL SUELO PÉLVICO:

¿Qué causas debilitan el suelo pélvico?

- El embarazo debilita toda la musculatura pélvica por el peso del bebé en el útero.
- El parto también lo debilita por su paso a través de la vagina, pero recuerda que aunque el parto haya sido por cesárea tu musculatura pélvica está también debilitada.
- Ejercitar abdominales clásicos, saltos y cualquier deporte de impacto, como correr.

- Los cambios hormonales de la menopausia.
- Genética, obesidad, estreñimiento y estrés.

¿En qué me puede afectar tener un suelo pélvico debilitado?

- Sufrir de incontinencia urinaria y otros problemas relacionados con la continencia como escapes de gases y heces.
- Lumbalgias por una mala activación de la faja lumboabdominal y por la mala estabilidad de la pelvis. Un suelo pélvico débil es como si los cimientos de una casa no fueran estables.
- El suelo pélvico debe sostener y mantener a los órganos pélvicos en su sitio. Si está debilitado, estos órganos pueden caer en picado, los conocidos prolapsos genitales, llegando incluso a salirse por la vagina. Sí, lamentablemente, por ese agujero no solo salen bebés.

¿Cuándo debo revisar mi suelo pélvico?

Siempre que hayas pasado por alguna etapa que haya podido lesionar o debilitar el periné:

- Si estás embarazada.
- Tras un parto vaginal o una cesárea. La cesárea no te librará de haber sufrido un peso constante durante 9 meses en el periné.
- Si estás cerca o atravesando la menopausia.
- Si sufres estreñimiento crónico o prolongado.
- Si practicas algún deporte de impacto de manera regular como atletismo, danza, *crossfit*... y todos en los que despegues a la vez los dos pies del suelo o levantes altas cargas de peso.
- Si eres cantante o aficionada al karaoke.
- Si tocas algún instrumento de viento.
- Si trabajas muchas horas de pie o cargando peso.

- Si sufres dolor lumbar y/o pélvico.
- Tras una cirugía abdominal o pélvica.
- Si tienes alergias o problemas respiratorios frecuentes (por la tos o estornudos).

¿En qué consiste exactamente una visita a un especialista en suelo pélvico?

Primero te realizarán una entrevista, te preguntarán sobre hábitos deportivos, laborales, sexuales, nutricionales y de ocio, buscando encontrar los factores que han provocado la disfunción. No son unos cotillas, es que todo afecta. Seguidamente se procederá a la exploración física analizando la postura, la forma de caminar y de moverte. Tras ella, pasarás a la camilla donde se explorará tu respiración, abdomen y suelo pélvico por segmentos y la interacción que pueda haber entre todos. Una vez se finaliza toda la exploración, te explicarán detalladamente la causa original que haya causado el problema o pueda causarlo a medio plazo y las herramientas y pasos a seguir para solucionarlo.

¿Cómo puede ayudarme la fisioterapia de suelo pélvico?

- Si acudes durante el embarazo te ayudará a prevenir posibles y frecuentes problemas, tanto en el embarazo como el posparto y a tener un periné preparado para poder dar a luz libre de episiotomías.
- Te enseñarán entrenamientos y terapias complementarias para evitar las lesiones del periné durante tu actividad laboral o deportiva.
- Si tienes cualquier tipo de síntoma asociado con la continencia, dolor pélvico, lumbar o tu propia sexualidad, podrán paliarlo u solucionarlo con un tratamiento adecuado y efectivo buscando la causa original del problema.

¿Qué consejos me darías para cuidar mi suelo pélvico durante el día a día?

- Orina unas 6 veces al día. Evita retener la vejiga llena.
- Deja que la vejiga o el recto se vacíen solos cuando vayas a orinar o a hacer deposición, nunca fuerces ni empujes con abdominales o haciendo fuerza. Tómate tu tiempo.
- Practica una adecuada higiene genital.
- Cuida tu dieta equilibradamente para evitar sobrepeso y estreñimiento.
- Hidrátate adecuadamente.

PREGUNTAS COMUNES DE FUTURAS MAMÁS:

¿En qué consiste el masaje perineal? ¿Es beneficioso para todas las embarazadas? ¿En qué semana debo comenzar? ¿Cuál es la manera más correcta de hacerlo?

El masaje perineal es una sencilla técnica que permitirá dar mayor elasticidad a los tejidos del suelo pélvico, reduciendo riesgo de desgarros durante el parto y por ende, de episiotomía, aunque esto último va a depender del profesional que te asista al parto.

Sin duda es beneficioso ya que te enseñará a relajar el tejido a la vez que ganas elasticidad pero sin perder la fuerza, lo cual facilitará la salida del bebé.

Es recomendable empezar a partir de la semana 32, dependiendo del caso. Hay mujeres que tienen el suelo pélvico tan débil y poco entrenado que no deberán realizar el masaje perineal. Hazlo siempre previa recomendación del especialista en suelo pélvico y bajo su supervisión los primeros días en clínica.

A la hora de realizarlo en casa busca un lugar confortable y una posición cómoda. Lubrica tus dedos con rosa de mosqueta o cualquier otro aceite vegetal natural y masajea unos minutos cada día presionando hacia abajo y hacia los lados introduciendo tus pulgares o los dedos de tu pareja dentro de la vagina.

El parto y sus consecuencias me producen miedo. ¿Una cesárea evitaría los daños?

No. Una cesárea «a la carta» no evita un parto traumático, no deja de ser una cirugía que conlleva riesgos y no garantiza que no tengas síntomas a *posteriori*. Por estas razones solo deberían plantearse en determinados casos individualizados por un médico que valore que tu situación así lo requiere. La recuperación de una cesárea es lenta y dolorosa y la posibilidad de sufrir una complicación grave durante una cesárea es tres veces mayor que en un parto vaginal. Además hay factores como la segregación hormonal de oxitocina durante el parto que son vitales para una mejor y más rápida recuperación a nivel emocional. Privarás a tu bebé de la microbiota vaginal del canal de parto y la lactancia si tu objetivo es dar el pecho, en reglas generales, será más compleja de iniciar.

Me encuentro en la semana 30 de embarazo y he empezado a tener pérdidas de orina al estornudar. ¿Sería recomendable hacer ejercicio o ya es demasiado tarde para empezar?

Nunca es tarde para hacer ejercicio durante el embarazo, siempre es algo positivo si no tenemos ninguna contraindicación médica. No solo puedes empezar, sino que debes empezar para evitar que el problema se haga mayor y todo se complique.

¿En qué semana de gestación sería conveniente empezar a hacer actividad física para evitar daños en mi suelo pélvico?

Si el embarazo no es de riesgo desde el principio, el riesgo de un aborto espontáneo no está relacionado con el ejercicio físico. Si el embarazo es de riesgo debemos esperar a que el ginecólogo nos dé su aprobación y razones justificadas. Aunque recuerda que en muy pocos casos excepcionales y muy graves se debe recomendar el reposo absoluto, que puede generar más problemas que prevenirlos.

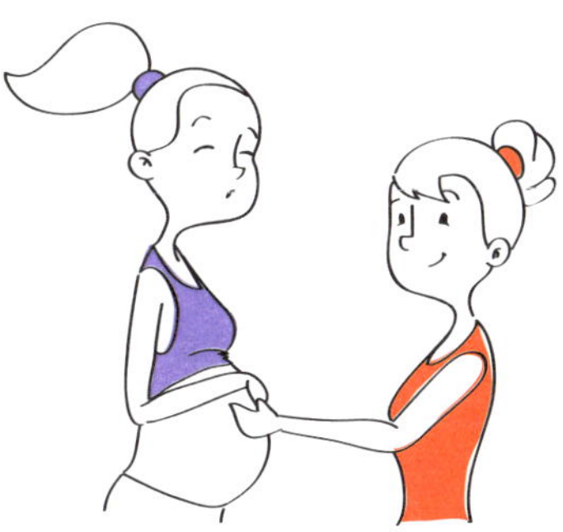

Me gusta correr y ahora estando embarazada me gustaría seguir entrenando, ¿Sería posible? Soy *runner*.

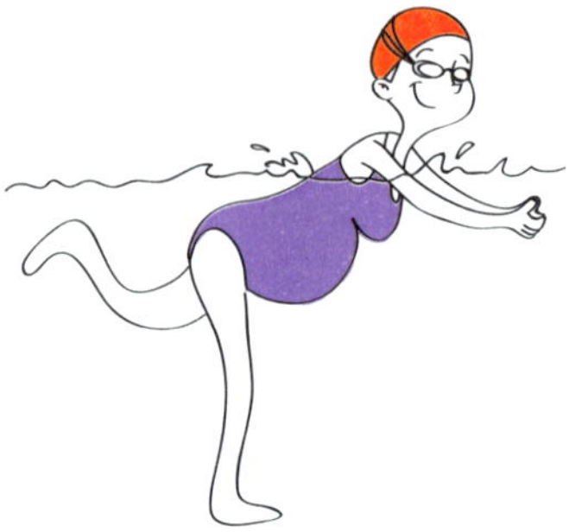

El *running* no es lo más aconsejable para una mujer embarazada, ya que es un deporte que genera mucho impacto y puede generar problemas en la musculatura del suelo pélvico que en estos momentos de gestación, y a medida que avanza el embarazo, se encuentra cada vez más debilitado. Si siempre has corrido de verdad de manera frecuente puedes correr con un entrenamiento planificado por un entrenador cualificado y siempre acompañada de la mano de la fisioterapeuta de suelo pélvico, para realizar entrenamiento complementario. A mediados y finales del embarazo es recomendable sustituir la carrera por andar largas caminatas con muchas cuestas, como, por ejemplo, en la montaña, o sustituirlo por cualquier otra actividad aeróbica sin impacto, como la natación.

¿Cualquier actividad física en el posparto/embarazo es recomendable? Ahora está muy de actualidad el yoga, el Pilates y la natación, ¿cuáles son sus beneficios y cuáles son sus contraindicaciones?

No todas las actividades físicas son consideradas favorables en pre y posparto. Vamos a evitar, en estos momentos vitales, el trabajo de impacto y de alta intensidad con carga. Los trabajos de yoga son beneficiosos en la parte relacionada con la flexibilidad y postura y no tanto en las presiones que se generan a nivel pélvico a través de las respiraciones. En el trabajo de Pilates, lo que más nos va a preocupar es el trabajo de alta intensidad en *core* que no nos va a beneficiar en estos momentos generando mucha carga en la zona del suelo pélvico de la mujer, pero al igual que en el trabajo de yoga la parte exclusivamente postural sí nos beneficia.

Con todo esto, en un preparto vamos a trabajar con nuestra futura mamá el fortalecimiento de la cadena posterior, el equilibrio y la postura, sobre todo. En una mamá de posparto trabajaremos el fortalecimiento de los miembros superiores e inferiores, la corrección postural y el fortalecimiento de la faja abdominal a través de los abdominales hipopresivos.

PREGUNTAS COMUNES DE MAMÁS EN SU POSPARTO:

¿Por qué debo cuidar especialmente mi suelo pélvico tras el parto?

- Para recuperar el tono y la elasticidad. Tu suelo pélvico debe activarse de manera involuntaria durante todo el día, cosa que no ocurre normalmente tras los embarazos y partos instrumentalizados.
- Para disminuir el riesgo de tener incontinencia urinaria. Si no recuperamos su activación, toda la presión abdominal seguirá dirigiéndose hacia el periné, por lo que empezarás a tener pérdidas ante pequeños esfuerzos como la tos.
- Para disfrutar de unos orgasmos más intensos y más duraderos. Cuanto mejor tono tengas, mejor vascularizado estará tu periné, previniendo la atrofia, sequedad y falta de lubricación, que son factores que te afectarán negativamente a la hora de alcanzar el orgasmo. Además, cuanto más rápido y más fuerte seas capaz de contraer el suelo pélvico cuando estés cerca del orgasmo, este llegará más rápido e intenso, ahí tienes un pequeño consejo.

¿Cómo sé si tengo diástasis abdominal?

Si notas que tu barriga está sospechosamente abultada, como si siguieras embarazada meses después del parto, tus músculos abdominales separados y cuando realizas esfuerzos te sale un pequeño «alien» e incluso genera dolor, te aconsejamos que acudas a un fisioterapeuta especializado en suelo pélvico para que te haga una valoración.

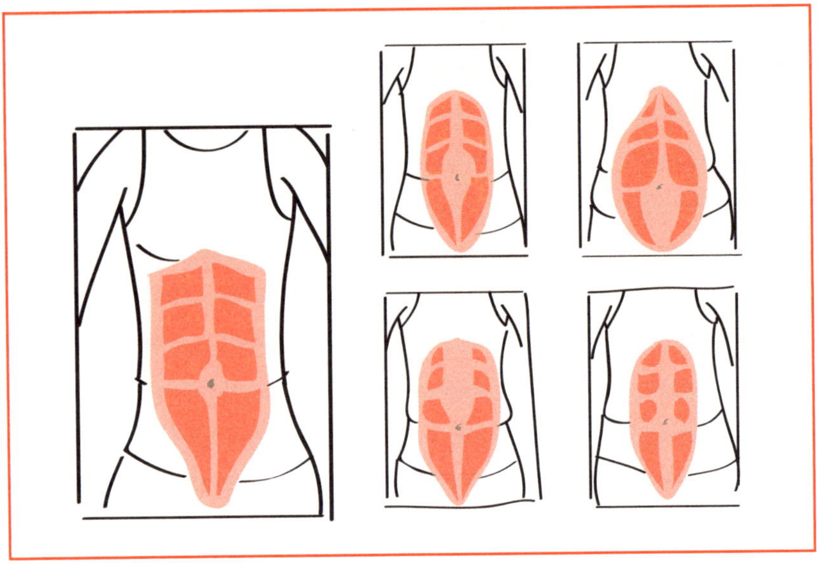

¿Puedo trabajar por mi cuenta los conocidos ejercicios de Kegel?

Antes de realizar cualquier ejercicio has de visitar a un especialista para que te haga una valoración y te dé pautas específicas para ti. No todas las personas pueden realizar los ejercicios de Kegel ni los hipopresivos porque no todos los síntomas, aunque sean iguales, tienen la misma causa. No empieces ningún tratamiento ni protocolo de trabajo que no esté planificado para ti por un profesional.

¿Ejercitar y cuidar mi suelo pélvico puede tener beneficios en mi vida sexual?

Sin duda. Una musculatura pélvica fuerte y tonificada aumenta la capacidad de lubricación y la sensibilidad vaginal. Además, los músculos que se contraen y relajan durante el clímax estarán más fuertes, lo que se traduce en orgasmos más intensos y largos. Por otro lado, controlando la musculatura vaginal la mujer puede aprender nuevas técnicas placenteras y masajear el pene de su pareja durante la penetración, lo cual le producirá placer al compañero de juegos, algo que siempre es excitante.

¿Las bolas chinas sirven para ejercitar el suelo pélvico?

Si tienes algún problema previo, como pérdidas de orina, te recomiendo que acudas a un profesional. Las bolas chinas actúan como una «pesa» en los músculos que rodean la vagina, y puedes empeorar el problema seriamente. Recuerda que tan malo es el hipotono como el hipertono.

Después del parto, ¿cuánto tiempo hay que esperar para realizar actividad física?

Si el parto es vaginal, se esperan seis semanas y si es cesárea esperaríamos ocho semanas. Es un protocolo de espera que tiene en cuenta los tiempos necesarios para recuperarse y acudir a todos los especialistas antes de comenzar cualquier actividad física.

¿Cuánto tiempo hay que esperar después de una cesárea para empezar a entrenar y por qué?

Una cesárea es una intervención quirúrgica seria y tiene un tiempo de recuperación. Para poder empezar a entrenar es necesario esperar 8 semanas después de la cesárea y recibir la autorización médica, aunque cada caso es un mundo y siempre hay excepciones.

¿Tengo diástasis abdominal, además de hipopresivos, qué otra actividad me podría ayudar?

Puedes hacer cualquier tipo de actividad siempre que no sea hiperpresiva en el abdomen y que se haga un trabajo de concienciación de la musculatura profunda del abdomen y una progresión adecuada. La actividad física es siempre beneficiosa y ayuda a recuperarse antes. Lo que sí vamos a evitar son las posturas decúbito prono o de cuadrupedia y la actividad de impacto y alta intensidad (no cogeremos peso).

¿La diástasis abdominal, se recupera de forma natural? ¿Cuánto tiempo debe pasar para yo saber si mi diástasis ya debería haberse recuperado?

La diástasis se debería cerrar de forma natural, pero en muchos casos por no decir en la mayoría no es así y muy pocas veces se cerrará como antes del embarazo. Lo normal es esperar un año para ver si la diástasis se recupera, siempre teniendo en cuenta que es necesario un buen entrenamiento especializado. Pasado el primer año ya es muy difícil que de forma natural pueda recuperarse, pero se puede conseguir con entrenamiento, mejorando la nutrición y constancia.

Antes del embarazo, mi abdomen era plano, ¿Cuánto tiempo debe pasar para volver a recuperar mis abdominales de antes del embarazo?

La recuperación puede variar de una mamá a otra. El tiempo de recuperación mínimo siempre es un año desde el momento del parto. Es muy probable que los abdominales anteriores al embarazo no se vuelvan a recuperar de la misma manera, ya que el proceso de embarazo hace que nuestra musculatura abdominal sufra grandes modificaciones. Primero debemos asegurarnos que hay una buena activación de la musculatura profunda del abdomen y del suelo pélvico, para luego construir los abdominales de nuevo. Pero recuerda, una tableta de chocolate y unos abdominales hipertrofiados no son buenos para el suelo pélvico ni para la estática postural.

¿Cuánto tiempo hay que esperar después del parto, para poder volver a realizar deporte de impacto? ¿Qué actividad física está considerada deporte de impacto?

Para poder volver a realizar deporte de impacto debemos esperar mínimo el primer año de vida de nuestro bebé. Además, deberemos acudir a un fisioterapeuta especializado en suelo pélvico que nos haga una valoración y nos indique que nuestro suelo pélvico y abdomen están preparados para dicha actividad.

El impacto es aquel que se genera de la caída libre del peso del cuerpo sobre una superficie de recepción. Deportes de impacto son aquellos que implican desplazamientos en carrera, zancadas, saltos, etcétera.

Después de un parto, ¿Se puede volver a hacer abdominales tradicionales? ¿Por qué se consideran negativos durante el posparto?

No se recomiendan los abdominales tradicionales tras un parto debido a que la faja abdominal no es competente, lo que quiere decir que no está suficientemente fortalecida y los rectos abdominales se encuentran separados (diástasis). Todo ello indica que si generamos a esta estructura muscular una presión descendente (como la que genera una abdominal tradicional) vamos a provocar que la faja no solo no se fortalezca como nosotras buscamos, sino que además, favoreceremos la separación de los rectos abdominales.

Estamos pensando en ampliar la familia, ¿Cuánto tiempo es recomendable que pase, entre un embarazo y otro?

Según la OMS, se recomienda el intervalo intergenésico (entre embarazos) de un mínimo de dos años, independientemente de si el parto ha sido vaginal o por cesárea.

La OMS considera que estos dos años es el tiempo necesario que debe transcurrir para que el cuerpo de la madre esté preparado para volver a concebir un bebé.

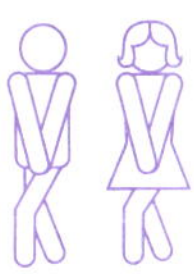

PREGUNTAS FRECUENTES SOBRE LA INCONTINENCIA URINARIA:

Al estornudar he tenido una leve pérdida de orina ¿A quién debo acudir?

Por muy pequeña y dudosa que sea tu pérdida de orina, debes acudir inmediatamente a un fisioterapeuta especializado en suelo pélvico o a una unidad de suelo pélvico, que debe estar formado por un equipo multidisciplinar de ginecólogo, urólogo, fisioterapeuta, psicólogo y nutricionista, entrenador personal, entre otros.

¿Tendré menos pérdidas de orina si bebo menos?

Si bebemos menos estaremos haciendo que la orina se concentre y se puedan provocar infecciones de orina o irritación de vejiga. Además deshidratarás el tejido empeorando la sintomatología del músculo que ya está debilitado.

¿Si tengo pérdidas de orina debo cambiar mi dieta?

Existe un tipo de incontinencia urinaria que se llama Incontinencia de urgencia que se asocia a pérdidas asociadas a una irritabilidad del músculo detrusor de la vejiga. Este músculo es el encargado de contraerse para vaciar la orina cuando, al estar llena, el cerebro percibe el deseo de ir a orinar. Cuando este músculo se contrae de forma involuntaria nos ocasiona el síntoma de urgencia incontrolable y el escape de orina es inevitable. Debemos consultar al especialista, pero una medida básica para disminuir los síntomas es suprimir bebidas alcohólicas, té, café, bebidas gaseosas y todas aquellas que contengan cafeína, porque estas sustancias son irritativas para la vejiga, causando micciones frecuentes.

¿Qué absorbentes de orina me recomiendas?

¡Ninguno! Tener pérdidas de orina no es normal, por mucho que se quiera normalizar. Antes de recurrir a los absorbentes debes buscar ayuda y tratamiento.

¿Puede la incontinencia de orina llevarme a la depresión?

Efectivamente, este tipo de problema hace que te sientas limitada e impotente, supone un trastorno en tu vida que afecta gravemente tu autoestima y consecuentemente la calidad de vida. Este problema puede impedirte llevar una vida normal, pero si el estado depresivo dura más de 6 meses se debe acudir a un profesional. Los fisioterapeutas especialistas en suelo pélvico trabajan mano a mano con los psicólogos.

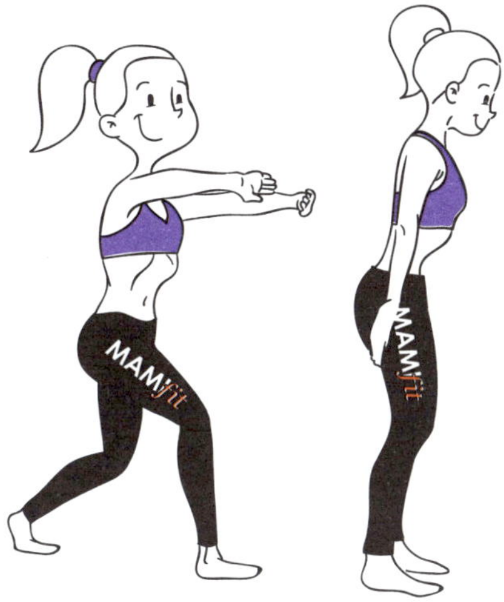

PREGUNTAS FRECUENTES SOBRE LOS HIPOPRESIVOS

¿Cuáles serían las principales diferencias entre abdominales tradicionales e hipopresivos?

Los abdominales convencionales trabajan la musculatura de manera aislada, con el objetivo de aumentar su volumen para conseguir, casi siempre, un objetivo estético. Además, se realizan de manera hiperpresiva, es decir, aumenta la presión abdominal, que puede ser lesiva para los discos intervertebrales y el suelo pélvico. La técnica hipopresiva es una técnica que trabaja grandes cadenas musculares, de manera que el entrenamiento es más funcional y conseguimos prevenir lesiones asociadas a acortamientos musculares. La técnica hipopresiva trabaja disminuyendo la presión abdominal, por lo que realiza una movilización visceral, mejorando la motilidad visceral.

¿Qué beneficios aportan los abdominales hipopresivos?

Mejoran la postura, tonifican el suelo pélvico y el abdomen, aportan funcionalidad a las diastasis abdominales y mejoran y previenen las patologías asociadas al suelo pélvico.

¿Este tipo de abdominales hipopresivos, son solo para el posparto?

No, están indicados para el posparto por sus beneficios en la esfera abdominopélvica. Están indicados para cualquier persona que desee trabajar su ergonomía y prevenir lesiones asociadas a deportes de impacto o a altos niveles de estrés.

¿Qué mejoras físicas me aporta el realizar abdominales hipopresivos?

La técnica hipopresiva reduce el perímetro de la cintura y mejora la tonicidad del abdomen y de toda la musculatura tónica del cuerpo, que es la encargada de mantener nuestro sistema esquelético en una buena postura en antigravidez. Dinamiza nuestro movimiento al eliminar restricciones fasciales y mejora la resistencia cardiorrespiratoria.

¿En qué casos no debería realizar hipopresivos?

En mujeres embarazadas solo se realizará trabajo postural bajo la supervisión de un experto. Estaría contraindicado en casos de hipertensión no controlada, enfermedades obstructivas respiratorias (salvo asma), procesos de inflamación aguda crónica, enfermedad de Crohn o hipertonías del suelo pélvico. Siempre en caso de duda, tu profesional te guiará para obtener una autorización médica

¿Son efectivos los hipopresivos para cerrar diastasis abdominales? ¿Si es que sí, por qué?

Se trabaja la musculatura profunda del organismo, sobre todo potenciando el efecto de la contracción del transverso del abdomen, que nos disminuye el perímetro de la cintura y es nuestra faja de estabilización fisiológica. Además, se tonifican los rectos del abdomen sin llegar a trabajarlos de manera concéntrica (esto abriría más la diastasis). La normalización fascial que se produce a nivel global del organismo más el aumento de la tonicidad de la musculatura estabilizadora, devuelve funcionalidad a la cavidad abdominal.

¿Por qué practicar abdominales hipopresivos mejora mi suelo pélvico?

Porque al realizar la apnea espiratoria y activar la musculatura profunda del abdomen, se produce una contracción refleja (involuntaria) del suelo pélvico. Esto tonifica la musculatura perineal, aumentando su funcionalidad, le devolvemos la normalidad a la estática pélvica y generamos una integración de ese reflejo de contracción del suelo pélvico en nuestras actividades de la vida diaria.

¿Cómo puedo saber que estoy fortaleciendo el suelo pélvico con los abdominales hipopresivos?

Un fisioterapeuta experto en suelo pélvico realizará las pruebas pertinentes como ecografías para valorar si el reflejo que debe activar el suelo pélvico durante el hipopresivo está presente. Si lo está, sabremos a ciencia cierta que lo estamos trabajando. Si no lo está, se realizará un trabajo previo de fisioterapia para automatizarlo.

¿Es mejor hacer abdominales hipopresivos que hacer ejercicios de Kegel?

Se trabaja el suelo pélvico de manera diferente. Los hipopresivos aumentan la tonicidad (fibras involuntarias) y los ejercicios de Kegel mejoran la fuerza voluntaria de contracción del suelo pélvico.

Mi problema es que mi suelo pélvico es demasiado tónico (fuerte de manera involuntaria), ¿Puedo hacer abdominales hipopresivos?

No, se deberá acudir a un fisioterapeuta especializado para normalizar el tono previo para poder trabajar hipopresivos.

Me han recomendado hacer clases de hipopresivos durante el posparto, ¿Durante cuánto tiempo sería recomendable hacer esta actividad?

Se debería realizar de manera rutinaria incluso después del posparto. Pero justo en este periodo, es imprescindible realizarla a diario, acudiendo a clases una o dos veces por semana con un profesional para evaluar la técnica de los ejercicios y realizar una programación adecuada a cada mujer.

Y por último... Si aún te queda alguna duda en el tintero:

Comprueba por ti misma cómo está tu suelo pélvico. Contesta a estas preguntas y sabrás si ya tienes algún problema o puedes llegar a tenerlo por determinadas circunstancias.

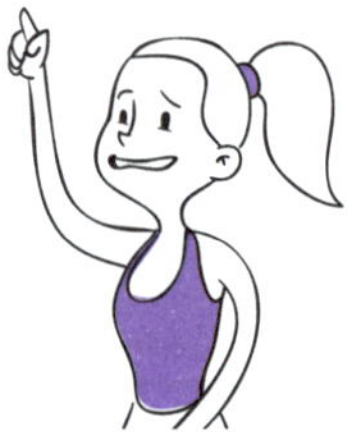

Este test te puede permitir evaluar de forma personal cuál es el estado de tu suelo pélvico. Si contestas afirmativamente a más de dos preguntas es posible que tengas esta musculatura debilitada o que por tus circunstancias sea más fácil que acabes teniendo algún problema.

En ese caso te recomendamos acudir a tu médico de cabecera o ginecólogo para que valore cuál es la fórmula más idónea para tratar tu caso en particular, desde el fortalecimiento con ejercicios de rehabilitación hasta la cirugía.

- ¿Has tenido un parto vaginal?
- ¿Practicas o has practicado algún deporte de impacto que implique saltar, como correr o jugar al baloncesto?
- ¿Has practicado ese deporte de forma profesional, en competición?
- ¿Trabajas cargando pesos?
- ¿Tienes estreñimiento crónico?
- ¿Sufres sobrepeso?
- ¿Notas molestias durante las relaciones sexuales?
- ¿Te aparece de forma brusca muchas ganas de ir al servicio?
- ¿Te cuesta retener los gases?
- ¿Vas habitualmente al baño más de siete veces al día?
- ¿Tienes que levantarte en mitad de la noche para ir al baño?

- ¿Has tenido pequeñas pérdidas de orina sin darte cuenta?
- ¿Se te escapa la orina cuando haces un esfuerzo como reír, toser, correr o saltar?
- ¿No te da tiempo llegar hasta el servicio?
- ¿Has sufrido infecciones de orina (cistitis) repetidas?
- ¿Tu madre o tu abuela han tenido problemas de incontinencia urinaria?

Y llegados a este punto quizá pensarás, ¡pero qué exagerada es esta de MAMIfit! Te puedo asegurar que no lo soy ni un poquito. A lo largo de mi carrera profesional me he encontrado con casos realmente preocupantes, por no ponerse en manos de profesionales, por dejarlo pasar, o porque «es que esto es normal». Lo hemos dicho por activa y por pasiva; no, no es normal tener pérdidas de orina, ni nada que nos provoque molestia o dolor; no, no tenemos que conformarnos, y sí, tiene solución. Así que si estás pensando que no es para tanto, que tú no has oído hablar de eso, ponte a pensar que es muy probable que la gente no lo vaya comentando por ahí: «Oye, ¿sabías que me hago pis? Mira tú qué gracioso».

Pero lo mismo nos pasa con el posparto, todo muy bonito, con tu bebé en brazos, pero madre mía, entre el chute de hormonas que tenemos, los cambios físicos, el cansancio... Si es que cuando decimos que somos súper *woman*, es por algo.

Es más, recuerdo cuando una amiga me comentó que lo que más le sorprendió tras dar a luz fue que, la primera vez que se puso en pie para ir al baño, no pudo contener el pis y se lo hizo encima. Claro, mi cara fue un «qué esperabas, 9 meses aguantando peso, un parto vaginal»... En fin, milagros a Lourdes. ¿Pero a que muchas no sabíais antes de dar a luz que los músculos quedaban tan debilitados?

Afortunadamente, de la misma manera que cada vez gritamos más algo así como «aquí estamos, nos vamos a comer el mundo», también gritamos, «me hago pis, y qué», y no pasa nada, siempre y cuando busquemos solución o, lo mejor de todo, trabajemos para la prevención.

Y para la prevención, la mejor herramienta es el conocimiento. Así que espero que este libro y estas preguntas frecuentes te abran el camino para informarte.

El saber no ocupa lugar.

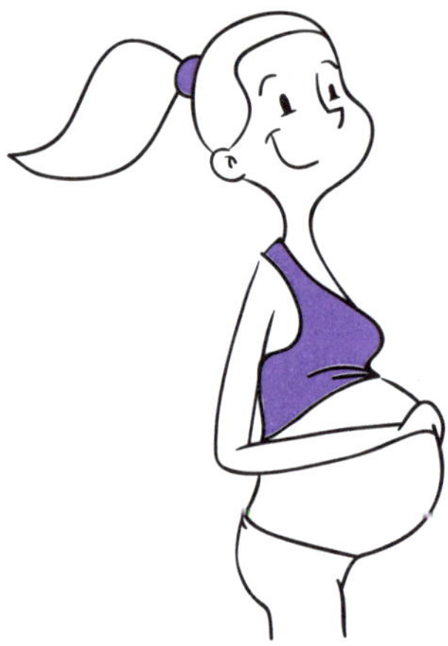

CAPÍTULO 6

Consejos y propuestas para todas las edades

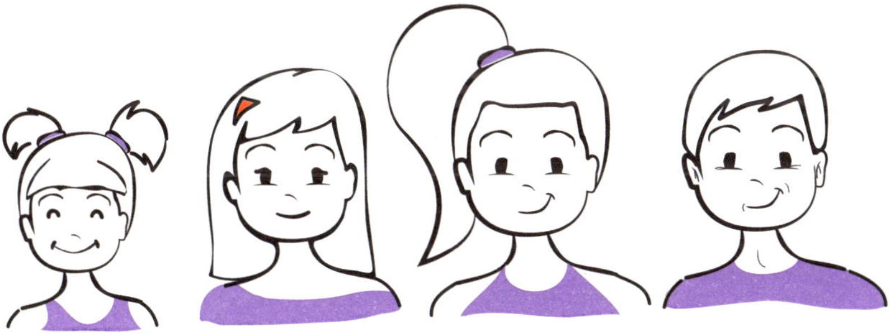

Ahora que ya sabemos cómo cuidar el suelo pélvico en las diferentes etapas vitales, las diferentes fisiopatologías, enfermedades y disfunciones más comunes en cada edad y cómo gestionarlas tanto en casa como con los diferentes profesionales, es el momento de poner en práctica una serie de consejos, ejercicios y propuestas para tomar consciencia y cuidar el suelo pélvico a lo largo de la vida. Porque desde que somos pequeños ya podemos hacer muchísimas cosas para evitar cualquier patología, así que ¿por qué esperar? Lo de más vale tarde que nunca también vale, pero si desde nuestra más tierna infancia podemos tomar consciencia de esta cuestión tan importante, mejor que mejor.

6.1 LA INFANCIA

Sabemos ya que miles de niños sufren disfunciones del suelo pélvico, pero no todos reciben la ayuda que necesitan. El principal problema es que sigue siendo una zona tabú de la que no se habla, sobre todo cuando se trata de los más pequeños. Por ello, muchas disfunciones aparecen por el tratamiento que se le da a estos asuntos en casa.

NORMALIZA EL PROCESO DE HACER CACA Y PIPÍ EN CASA

Deja que te vean ir al baño, sé un ejemplo. Así que sí, eso de que desde que tenemos niños ya no podemos ir solos al baño, tiene ahora más sentido que nunca y su justificación, clínica. La micción y defecación son funciones fisiológicas del organismo, igual que comer o dormir. Recuerda que el control voluntario de esfínteres ocurre entre los 2 y los 4 años de edad y debemos acompañar a ese proceso[27]. Las ganas de ir al baño vienen cuando vienen y, tanto en adultos como en los más pequeños, hay que atenderlas cuando se presentan. El proceso de socialización de los esfínteres se debe respetar, pero no permitas que no le dejen salir de clase cuando se haga pis, estaremos fomentando que su vejiga aumente de volumen y no sea capaz de mandar las señales de micción cuando debe. No les fuerces a hacer pipí antes de salir de casa, aunque no tenga ganas porque luego en la calle es un problema, o por no molestar saliendo y entrando del cine, ya que estaremos favoreciendo que esa vejiga actúe de manera hiperactiva.

En conclusión, déjalos que escuchen a la naturaleza y a sus cuerpos y que sean ellos los que decidan cómo o cuándo ir al baño.

RECONOCE LAS DIFERENTES DISFUNCIONES QUE SE PUEDEN PRESENTAR

Hay que respetar el nivel de madurez y la intimidad de cada niño cuando van a realizar sus necesidades, pero más importante todavía es estar pendientes de ellos sin que se den cuenta.

Muchísimos padres no conocen los hábitos miccionales o defecatorios de sus hijos. Es importantísimo conocer desde la distancia y el respeto cómo se desenvuelven los niños, porque muchas disfunciones se pueden prevenir y evitar siendo conscientes de cuáles son los síntomas. Recuerda que la enuresis y la incontinencia diurna son las disfunciones más comunes en la infancia en niños mayores de 5 años y que pueden prevalecer en la edad adulta. Recuerda también que la encopresis ocurre cuando un niño mayor de 4 años alterna estreñimiento con escapes de heces, diurnos y nocturnos, y que una de las principales causas de estreñimiento en niños es la presión social a la que se ven sometidos en cuanto al aprendizaje.

Identifica a qué profesionales puedes acudir.
Ante la primera sospecha de que algo no va bien, acude al sanitario que corresponda. Urólogo, pediatra, fisioterapeuta... En el capítulo tres podrás encontrar, de nuevo, las funciones de los diferentes sanitarios: siempre hay opciones de tratamiento, tanto conservadoras como invasivas (en el que caso de que las conservadoras fallen). Debes conocer los diferentes tipos de tratamientos de los que dispones, infórmate con varios profesionales y busca siempre una segunda opinión antes de someter a niños a pruebas diagnósticas invasivas.

6.2 LA ADOLESCENCIA

Como padres, igual que alimentamos a nuestros hijos, les proponemos una vida activa para que tengan hábitos saludables e invertimos en que aprendan idiomas, debemos también responsabilizarnos de que conozcan sus cuerpos, incluyendo sus genitales, su suelo pélvico y cómo desarrollarse sexualmente. Por desgracia, en el sistema educativo actual, apenas nos enseñan a poner un condón a un plátano.

Tenemos que hablar con los adolescentes para suplir el vacío de información que genera la sociedad sobre todo lo que se encuentra debajo del ombligo, sobre todo con las chicas. La sociedad enseña a los niños desde muy pequeños a que eso que pueden ver y palpar entre sus piernas es un gran tesoro, una suerte, y les invita a presumir de él. A las niñas, por el contrario, se las educa en el misterio, ellas no saben lo que tienen ahí, tampoco nadie habla de ello, crecen avergonzadas y sin espíritu de explorar porque está mal. Esto tiene que cambiar.

A diferencia de los chicos, las chicas no podemos ver nuestras partes íntimas sin buscarlas. Los chicos se conocen muy bien a ellos mismos. Las partes privadas de las chicas son un misterio del que no se ha hablado por generaciones.

En la actualidad todo el mundo sabe que es bueno para la salud realizar ejercicio físico y estar en una buena forma física. Ahora, además, sabemos que mantener en buena forma la musculatura de la pelvis genera una fuerza que evita disfunciones a corto, medio y largo plazo, mejora el equilibrio, la flexibilidad y aporta una mejora en la salud sexual y en la calidad de vida... Y aun así, seguimos sin hablar de ello hasta el embarazo, porque claro, es que nos da vergüenza hablar con los adolescentes de esas partes de las que tampoco nos hablaron a nosotros.

¿Te ha pasado alguna vez que le has sonreído a un extraño y este te ha devuelto la sonrisa? Lo mismo pasa en casa y con la salud. Cuanto más activos somos y más sano comemos, más motivamos a otros a estar sanos también. Esto ocurre con los adolescentes. Como adolescentes, intentarán ser lo más adultos que puedan lo más rápido posible, por ello, intentarán asemejarse a la imagen de los adultos que tienen en casa. Aprovechando esta ventaja, debemos eliminar tabúes: hablar de la menstruación y de la salud pélvica debería ser igual de fácil que hablar de cuando nos duele el estómago.

Recuerda este dato:

«La incontinencia urinaria afecta a 1 de cada 8 adolescentes chicas. El impacto de los trastornos de la salud pélvica se extiende más allá de la pelvis, sobre todo en la adolescencia, con conexiones con la depresión y la ansiedad, la falta de actividad física, la mala calidad del sueño e interfieren en el normal desarrollo de la intimidad y la sexualidad». (Missy Lavender, CEO Below your belt.).

¿Cómo actúo con mis hijos adolescentes?

Os proponemos un pequeño ejercicio de autodescubrimiento guiado de la pelvis femenina para adolescentes. Es una propuesta adaptada del libro *Below your belt* [10], que es un libro dirigido a chicas adolescentes para conocer mejor su propio cuerpo.

Este ejercicio está indicado para las chicas, para que se exploren y se conozcan, y para los chicos, para que conozcan la anatomía femenina, ya que ellos también juegan un rol importante para romper los tabúes en cuanto al sexo femenino. Consta de cinco pasos:

1. Enséñales la anatomía de la región pélvica. Deben familiarizarse con fotos anatómicas de esa parte de su cuerpo. De lo contrario, criaremos adolescentes que no saben qué es un clítoris o que no saben ubicar su útero en relación a su vagina.

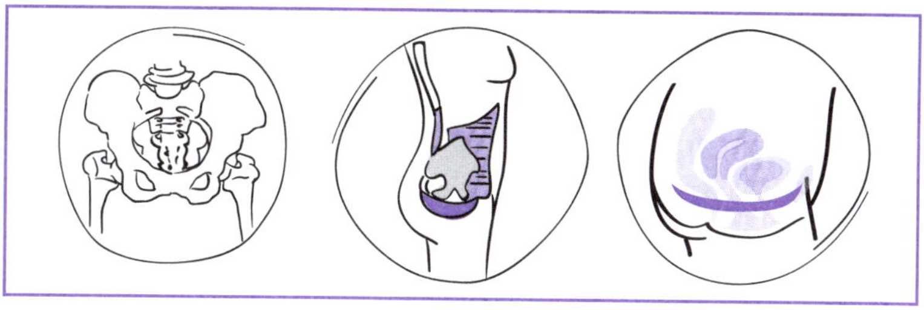

2. Enséñales qué es la pelvis y dónde la pueden encontrar. Dónde está cada elemento de la pelvis ósea para que la puedan localizar en su cuerpo. Indícales qué hay al norte, su abdomen, donde están las vísceras abdominales, como el intestino. Enséñales qué hay al sur, los músculos del suelo pélvico que sostienen a las vísceras de la pelvis de las que hablarás a continuación. Estas vísceras se encuentran dentro de la pelvis, como si fuera una canasta que contiene fruta. Toma como referencia el monte de Venus, esa parte por debajo de la línea del bikini más carnosa y acolchada que protege al pubis por delante, para que sepan ubicar justo por detrás a qué altura se encuentran realmente las vísceras pélvicas. Ahora, localiza los huesos del cuello, los que notas cuando te sientas sobre una superficie dura. Entre ellos dos se ubica la musculatura del suelo pélvico.

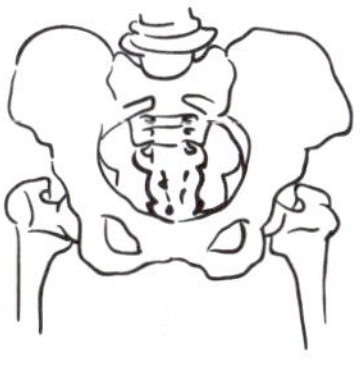

3. Ahora, vamos a ir introduciendo el suelo pélvico poco a poco para poder ubicarlo bien. Háblales de los músculos que rodean la pelvis. Los abdominales por delante, el suelo pélvico al sur y la musculatura de la columna vertebral encima del sacro. Hazles ver cómo deben funcionar todos juntos. Así empezarán a darle importancia al cuidado del periné. Hazles ver, junto a la imagen, cómo una mala postura puede alterar la fuerza de estos músculos, como si cae una fuerza grande desde arriba, el suelo pélvico se hundirá. Por ello, es importante trabajarlo, sobre todo si hacen deportes de impacto, para prevenir esas pequeñas pérdidas de orina o estreñimiento que puede que ya padezcan y nunca te lo hayan dicho.

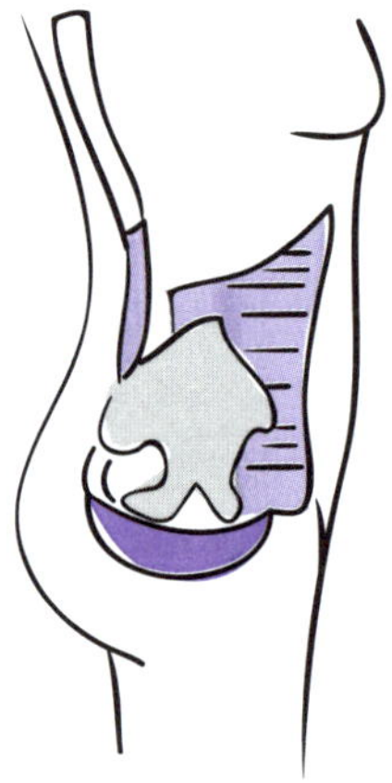

4. Ya hemos recorrido toda la pelvis ósea, el continente. Hemos recorrido todas las partes blandas que la rodean, la musculatura. Ahora vamos a ver qué hay dentro de la pelvis. La vejiga, tiene la función de acumular la orina, hasta que se llena demasiado y a cierto punto nos da la señal de que hay que hacer pis. La uretra, es el conducto por el que sale la orina de la vejiga y tiene su propio agujerito para eliminarla. El útero, el responsable de las menstruaciones o de albergar al bebé cuando hay un embarazo. A sus lados, las trompas de Falopio y los ovarios, donde están los óvulos, que salen de ahí una vez al mes y son los que provocan la menstruación cada 28 días. El útero termina en un pequeño agujerito, como si fuera un globo con un nudo. El nudo del globo es el

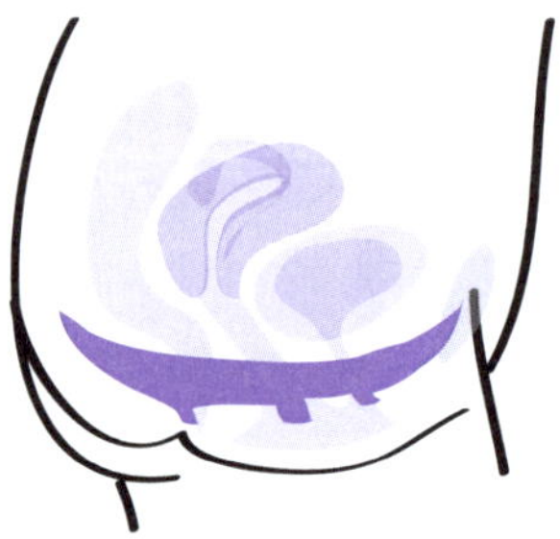

cuello del útero y, por debajo de él, la vagina. El tubo por el que sale la menstruación o se producen las relaciones sexuales mediante penetración. El otro órgano de la pelvis del que debemos hablar es el recto. El conducto final del intestino por donde salen las heces cuando queremos hacer caca, o donde se acumulan en caso de estreñimiento. Al final del recto está el ano, el agujero por donde defecamos.

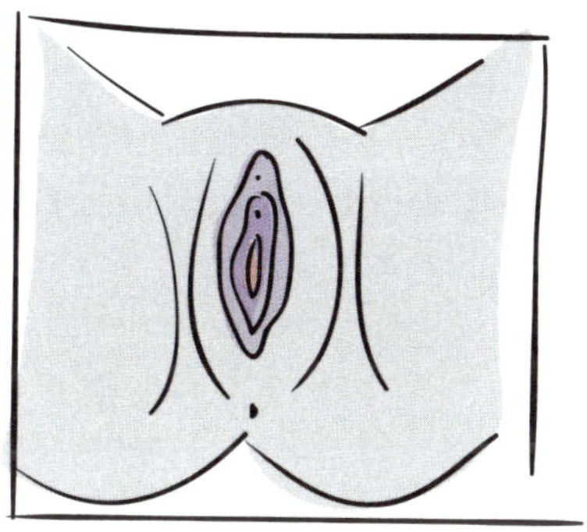

5. Para las niñas, proponles con total naturalidad, si el resto de la charla ha ido bien, la prueba del espejo. Ya hemos hablado de todo lo que va por dentro, lo que no pueden ver. Ahora, vamos a ayudarles a descubrir lo que sí pueden ver. La vulva, es toda el área que rodea a la apertura de la vagina, vulva es simplemente un área, no se refiere a ningún elemento en concreto, sino que es todo lo que se puede ver en el espejo. Como partes de la vulva tenemos los labios mayores y menores, que protegen la apertura de la vagina, la uretra y el clítoris. En estos labios nacerá pelo si aún no lo ha hecho. Los labios menores están por dentro de los mayores. Son diferentes en cada chica, más grandes, más pequeños, algunas chicas casi no los tienen, a otras les salen por fuera de los mayores, de diferentes colores... son una seña de identidad para cada chica. Por último, tenemos el glande del clítoris, que es la parte visible del órgano que nos produce placer sexual.

6.3 LA EDAD ADULTA

En la edad adulta, el consejo más importante que podemos ofrecer es la prevención. Ya conoces de sobra todos los factores que pueden dañar el suelo pélvico, ahora, solo queda evitarlos y adaptar ciertos cuidados a nuestro estilo de vida. Ten en cuenta los siguientes consejos:

Es de vital importancia realizarse una valoración del suelo pélvico de rutina, por lo menos una vez al año, aunque no tengas sintomatología de dolor o incontinencia. Si tienes dolor, incontinencia, estreñimiento y ese largo etcétera de sintomatología maligna del suelo pélvico que ya conoces, debes ir cuanto antes. El estrés, el deporte de impacto, la actividad laboral que ocupamos y una larga lista de actividades de la vida cotidiana pueden ser factores de riesgo para el suelo pélvico, por lo que debemos controlar que todo funcione correctamente como medida preventiva, aunque no hayas sido madre o no hayas estado embarazada.

Dicho esto, si ya te has hecho la valoración, seguro que tu fisioterapeuta ya te habrá dado alguna pauta de trabajo preventivo. Aun así, os dejamos unos *tips* para cuidar nuestro suelo pélvico en todas las actividades del día a día.

Es muy importante adoptar una postura óptima, pues tiene un gran impacto en la salud perineal. A continuación, te explicamos un ejercicio para tomar conciencia sobre nuestra postura:

Debes estar descalza, con ropa lo más ajustada posible o en mallas y top. Ponte frente a un espejo en el que te veas el cuerpo entero. Ahora, adopta la postura más cómoda para ti estando de pie. Piensa, ¿cómo te colocas esperando el autobús o esperando en una cola? Una vez que ya tengas tu postura cómoda, fíjate bien en los siguientes elementos corporales:

- Fíjate en tus pies. Ambos deben estar paralelos y mirando al frente. El peso de tu cuerpo debe caer en el centro del pie, ni en los talones, ni en la punta de los dedos. Tus dedos deben estar relajados, nunca en garra. Fíjate en que debes tener arco plantar y no un pie plano o caído hacia el centro o hacia fuera.

- Tus rodillas deben estar desbloqueadas o semiflexionadas, además de alineadas con los tobillos. Tener las rodillas ancladas atrás es muy lesivo para la postura y para el suelo pélvico a largo plazo, por la posición que adopta la pelvis en compensación.
- Manteniendo la posición de rodillas y pies, intenta neutralizar tu pelvis. Localiza tu pubis y localiza tu sacro. Debes intentar trazar una línea imaginaria entre el pubis y el sacro y cejar el pubis entre 3 y 5 cm por debajo de la altura del sacro. A estas alturas ya habrás notado que tu abdomen y tus glúteos se han activado.
- Ahora, imagínate que creces y autoelóngate. Debes buscar la sensación de separar las vértebras una a una. Es muy común, al intentar elongarse, acabar extendiendo ligeramente la cabeza hacia atrás. Debes crecer siempre buscando que el mentón se quede mirando al frente y no hacia arriba.
- Intenta que tus hombros no se enrollen hacia delante, sino que notes cómo tus escápulas se juntan ligeramente activando los músculos posteriores de la espalda. De esta manera, al dejar los brazos relajados, las palmas de las manos deben quedarse mirando hacia el lateral del muslo y no por delante de este. Además, intenta que ambas manos caigan a la misma altura de los muslos.
- Mantén tu mirada al frente, intentando que la cabeza no rote ni se flexione hacia los lados.

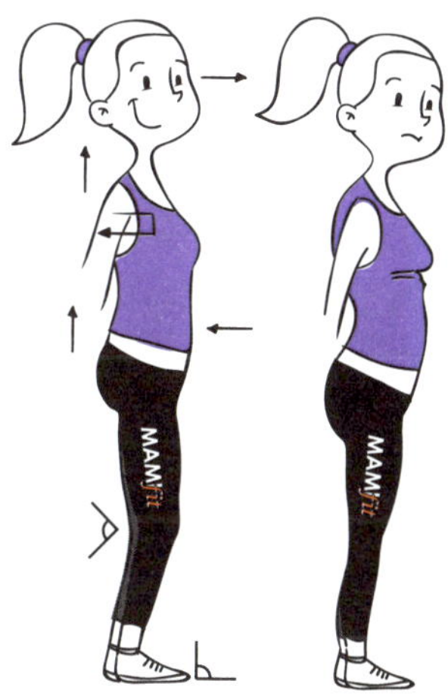

Ahora, mantén todos los parámetros anteriores. ¿Cómo te sientes? ¿Cuánto has cambiado tu postura con respecto a tu postura más cómoda? Todas las órdenes posturales que has ido cumpliendo son las necesarias para conseguir una postura neutral y óptima. ¿Cuál es el parámetro que más te ha costado mantener?

Ahora adopta todos los parámetros anteriores pero con los ojos cerrados. Quédate un rato forzando esa postura óptima, que probablemente es bastante diferente a la tuya de inicio. Interioriza todo lo que has cambiado y todas las sensaciones nuevas que tienes ahora. Debes mantener la postura, al menos, 5 minutos.

Repite este ejercicio, al menos, una vez al día, mejor por la mañana, para intentar mantener esas sensaciones posturales durante la mayor parte del día.

Aprende a levantar pesos correctamente. Además de trabajar sobre tu postura, puedes mantener la salud perineal aprendiendo a levantar objetos pesados de forma adecuada. Y no, no hablo de pesos del gimnasio. Levantar una caja del suelo, mover una estantería o subir una maleta al coche son, entre otras, actividades hiperpresivas que repetimos muchas veces al día. Saber realizarlas correctamente es indispensable para mantener la salud del periné y la integridad de la columna lumbopélvica. Muchos casos de desgaste vertebral o hernias discales son producidos por este tipo de acciones y una mala gestión de la postura.

Aprende la técnica para agacharse correctamente. Para ello, debemos aprender la técnica de la sentadilla. Aunque recuerda, antes de poder realizar una sentadilla completa con una buena técnica, debes trabajar la movilidad de cadera y tobillo y trabajar la activación del glúteo medio y de los erectores espinales. No es tan fácil como parece, como cualquier otro movimiento, necesita un trabajo complementario muy específico. En esta infografía podrás ver información básica sobre la sentadilla.

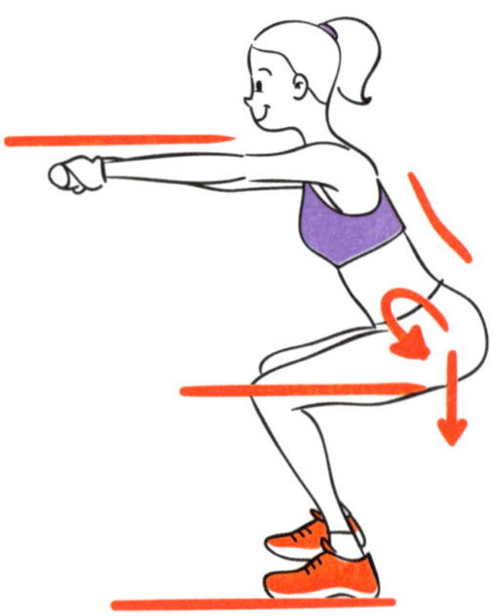

Aparte de agacharnos correctamente, es importante aprender a exhalar en el momento de realizar el esfuerzo, para

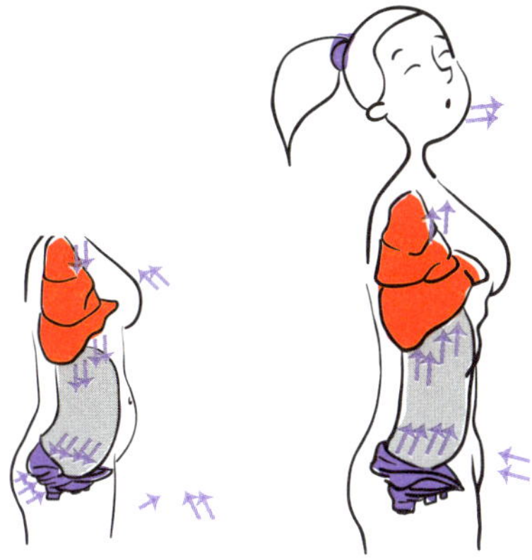

que se active nuestra musculatura profunda abdominal, más el suelo pélvico. Así no generaremos presiones abdominales innecesarias sobre el periné. Atrás quedó eso de hacer un esfuerzo aguantando la respiración y con la cara roja como un tomate. Cada vez que vayas a realizar un esfuerzo grande con el abdomen, como defecar, coger a un bebé del suelo o mover un mueble, intenta exhalar aire de manera lenta pero forzada. Es decir, como si quisieras repetir muchas veces el sonido S o como si quisieras silbar, pero sin llegar a producir sonido.

No aguantes las ganas de miccionar o defecar durante largos periodos de tiempo. Escucha a tu cuerpo y a la llamada de la naturaleza cuando llegue. Cuando la vejiga o el recto mandan la señal al cerebro para que te avisen de que necesitas usar el baño, es porque han llegado a un llenado que es suficiente para poder vaciar. Acostumbrar al recto y/o a la vejiga a retener más contenido de lo que deberían es malacostumbrarlos, pudiendo incluso perder la función de avisarte ante un llenado excesivo. Si la vejiga le dice al cerebro que debe vaciarse y el cerebro le contesta que no, que ahora no puede porque estamos viendo algo muy interesante en la tele, la vejiga ampliará un poquito más su volumen, y volverá a avisarte. Si el cerebro le vuelve a decir que no, volverá a aumentar de nuevo su tamaño y, así sucesivamente hasta que llegue a un volumen que ya no puede retener. Si esto pasa diariamente, la vejiga podrá perder la capacidad de avisar al cerebro, de manera que solo tendremos la sensación cuando ya no podamos aguantar ni un segundo más el pis, pudiendo no llegar ni al baño. Lo mismo ocurre con el recto, lo que genera estreñimiento a corto plazo. El recto puede llegar a no avisarte durante días de que está lleno, acumulando fecalomas que se deshidratarán y se volverán duros. Todo este proceso, de aumento de volumen de la vejiga y del recto sobre todo, empujará el suelo pélvico hacia abajo, porque necesitan espacio. Por ello, no aguantar el pis ni las ganas de hacer caca es una medida de prevención para cuidar al periné.

6.4 EL EMBARAZO

Ya hablamos largo y tendido en el capítulo dos sobre cómo cuidar el suelo pélvico en el embarazo. Además, ya hemos hablado de lo que son los *kegels*, por lo que a estas alturas del libro, supongo que ya no tienes dudas sobre cómo contraer tu vagina.

Lo que vamos a hacer en este capítulo es explicarte cómo debes planificarte los entrenamientos del suelo pélvico para todo el embarazo, para que sepas cuándo y cómo debes hacer cada cosa.

Vamos a plantear una propuesta muy general partiendo de la base de que sois mujeres sin patología o disfunción perineal. Antes de empezar a hacer cualquier tipo de trabajo, debes acudir a tu fisioterapeuta de referencia.

A grandes rasgos, esta es la planificación de entrenamiento que debe seguir vuestro suelo pélvico si estáis embarazadas:

9 MESES DE EMBARAZO	
40 SEMANAS DE EMBARAZO	
SEMANA 1-33	SEMANA 34-40
Fortalecimiento como prevención del debilitamiento del suelo pélvico: • Tomar conciencia del suelo pélvico/valoración inicial por fisioterapeuta. • Abrazo al bebé + Kegels en diferentes posiciones. • Contraer el suelo pélvico ante cualquier esfuerzo abdominal (como una tos).	Preparación del suelo pélvico para el momento del parto: • Masaje perineal. • EPI-NO. • Abrazo al bebé + relajar el periné.

Qué puedes hacer hasta la semana 33 aproximadamente. Hasta ese momento es importante fortalecer el periné para prepararlo y mantenerlo activo y fuerte ante el aumento de la presión del útero. No esperes a llegar a la preparación al parto para que te hablen de él, porque ya es demasiado tarde. Infórmate, ve imágenes del periné, ubica todas sus partes y aprende a manejarlo desde el minuto 1 de la gestación. En el embarazo todo son cambios constantes, aumentos de peso, cambios hormonales... por ello, debe ser entrenado todos los días.

Qué puedes hacer a partir de la semana 34. Se acerca el momento del parto. En el parto, debemos aprender a pujar y ayudar al bebé a encontrar su camino hacia el canal del nacimiento. Para ello, el suelo pélvico debe estar lo suficientemente entrenado para que el reflejo del expulsivo sea eficaz pero, a la vez, lo suficientemente flexible para poder aguantar la distensión del bebé al salir sin desgarrarse y sin necesidad de que te hagan una episiotomía.

Para flexibilizar el suelo pélvico, lo primero que haremos es, una vez que lleguemos a la semana 34 o 36 aproximadamente y si no tenemos patología o disfunción, dejar de fortalecerlo. Si se ha trabajado bien desde el principio del embarazo, a estas alturas el periné ya será lo suficientemente fuerte para poder crear un buen reflejo del expulsivo en el parto y podrá recuperarse mejor en el posparto.

Lo que debemos hacer a partir de estas semanas es aprender a relajarlo. Para ello, haremos uso del masaje perineal, del que ya os hemos hablado, que nos lo enseñarán nuestra matrona o fisioterapeuta especialista.

El masaje perineal se ha evidenciado ya como una herramienta útil para cuidar la integridad del suelo pélvico durante el expulsivo,[28] siempre y cuando se haya trabajado previamente. Además, no tiene ningún efecto secundario ni complicación implícita *a posteriori*.

El masaje perineal antes del parto reduce la probabilidad del traumatismo perineal (principalmente episiotomías) y la notificación de dolor perineal continuo y, en general, las mujeres lo aceptan bien. De este modo, se aconseja que las mujeres reciban información sobre el beneficio del masaje perineal y sobre la forma de practicarlo.[28]

Por ello, recomendamos encarecidamente a que visitéis a un experto con vuestra pareja, si es que tenéis, para aprender a realizar el masaje y poder practicarlo en casa.

Aparte del masaje, también puedes practicar la relajación del periné en los entrenamientos. En esta etapa, realizarás el «abrazo al bebé», pero en vez de contrayendo, relajando. Es el mismo movimiento y la misma activación muscular, que se realizará de igual manera en exhalación, solo que a partir de esta etapa, al llevar la tripa hacia dentro intentarás relajar la musculatura del suelo pélvico, con el objetivo de preparar tu cuerpo a los pujos del parto. En el momento del expulsivo, tú pujarás preferentemente con tu transverso del abdomen, pero deberás relajar a la vez el suelo pélvico para facilitar la salida del bebé. Este gesto es anormal, ya que el transverso abdominal se contrae junto al suelo pélvico en condiciones normales. Por ello, debe ser entrenado de esta manera o mediante el EPI-NO.

Hablemos de los pujos. Una mujer, llegado el momento, si no ha tenido intervención médica, sabrá exactamente cuándo y cómo pujar en el expulsivo. Cualquier mujer en plena naturaleza, gritará mientras puja en el expulsivo, lo que significa que mantiene su glotis abierta y en el grito o gruñido, estará expulsando aire. Al mantener su glotis abierta, significa que está empujando con su transverso del abdomen, lo que significa que estaría como «abrazando al útero» para expulsar al bebé de él. No hay nadie a su lado diciéndole cuándo empujar ni que cierre la boca. Sin embargo, esa es exactamente la indicación que nos han venido dando hasta ahora en los hospitales. Los pujos de los hospitales pueden acelerar el proceso del expulsivo, pero tiene complicaciones para la madre y el bebé. Este pujo se realiza aguantando el aire después de haber inspirado mientras empujas. Este pujo, empuja más que al bebé, al útero y a todo el contenido visceral hacia abajo. Es más lesivo para la madre porque aumenta el riesgo de prolapso uterino y además disminuye el aporte de oxígeno al bebé, porque son pujos muy largos en apnea.

Cierto es que en un momento de urgencia y riesgo los profesionales sanitarios os podrán dar la indicación de realizar el pujo en apnea, pero siempre os deben haber instruido en ambos pujos y usar el pujo en exhalación por defecto a no ser que haya algún tipo de riesgo.

6.5 EL POSPARTO

El cuarto trimestre es ese del que nadie te ha hablado. Tu bebé ya está en tus manos. Tus tías, vecinas, madre, suegra, compañeras de trabajo... todas son unas expertas en lactancia y suelo pélvico y todas tienen los mejores consejos del mundo. Cansancio, dolor de pechos, cambio de horarios, bueno, más bien sin horarios. Visitas, citas médicas, encontrar un segundo para tu pareja y luego, ya si eso, encontrar un segundo para ti, aunque no hayas tenido ni un minuto para hacer pis tranquila, hacer caca sea una odisea y de ducharse ni hablamos. Y, además, ahora viene la lista del libro de suelo pélvico a decirme cómo debo entrenar para recuperar mi figura. En medio de esta vorágine y caos. Sí, lo sé, y lo siento.

Por ello, no os vamos a hacer una rutina extensa de trabajo, ni te voy a decir que te pongas a hacer hipopresivos.

Lo que sí voy a volver a hacer una y otra vez, es insistir en que vayas al fisioterapeuta especialista si ya han pasado 6 semanas desde tu parto vaginal u 8 semanas desde tu cesárea. En muchas ocasiones no hace falta ni que te desplaces, muchos ofrecen servicio a domicilio. Hazlo. Es importantísimo que alguien te diga cómo ha quedado todo. Que te marquen unos objetivos para cuando tú te encuentres con fuerza. Que te expliquen todo lo que ha ocurrido, ya que en el hospital no te dirán ni cuántos puntos te han puesto. Utiliza esta herramienta para volver a reconectar con esa parte de tu cuerpo de alguna manera, aunque solo sea para tenerlo en mente. Incluso hasta después de la valoración, hasta te atreves a mirarte ahí abajo con un espejo, cosa que te recomiendo que hagas.

Vuelve a aceptarte, a mirarte y a tocarte. Priorízate en todos tus ratos «libres». Es un momento para ti, para tu bebé y para tu pareja. No te sientas presionada por los compromisos sociales.

El agotamiento físico y emocional es real. La gente puede y debe esperar. Ahora es tu momento. Date un baño, que te den un masaje en casa para reconectar con tu cuerpo, son pequeños gestos que tienen más importancia de la que crees.

Dicho esto, ahora, insisto, muévete. Ejercítate, aunque sea solo con ejercicios básicos de abdomen y periné. Es importante para encontrarte mejor, para pensar en otra cosa, para sentirte mejor contigo misma y porque recuperarte rápido es el mejor chute de autoestima que te puedes dar a ti misma. Créeme y pruébalo aunque solo sea una vez.

RUTINA BÁSICA DE EJERCICIOS

Te proponemos una rutina básica de iniciación, para una mamá que retome su ejercicio y su movimiento por primera vez, con una dinámica sencilla pero muy técnica. Sobre esta base que vamos a construir ahora, será sobre la que se siga construyendo el resto de tus entrenamientos hasta tu recuperación total.

Por decirlo de alguna manera, ahora vamos a asentar los cimientos de lo que será tu recuperación absoluta. Insistimos de nuevo en que nadie empiece a moverse sin haber realizado una valoración previa del suelo pélvico y sin la guía de un experto en entrenamiento.

- **Contracción del suelo pélvico.** Túmbate en una esterilla o toalla, con la espalda apoyada en el suelo respetando sus curvas normales y las rodillas flexionadas. Los pies y las rodillas deben estar ambos abiertos a la anchura de la cadera. La cabeza debe estar siempre elongándose, como si traccionara del resto de la columna separándola vértebra a vértebra. Ahora, contrae tu suelo pélvico. Contráelo rápido y fuerte durante 5 segundos, y descansa 5 segundos. Repite esto 10 veces. Ahora, vas a contraerlo muy suavecito en el primer segundo y vas a ir incrementando la fuerza de contracción hasta el segundo 6. Cuando al segundo 6 hayas llegado a una contracción máxima, mantenla 5 segundos al máximo y descansa. Repite ese ejercicio de nuevo 10 veces.

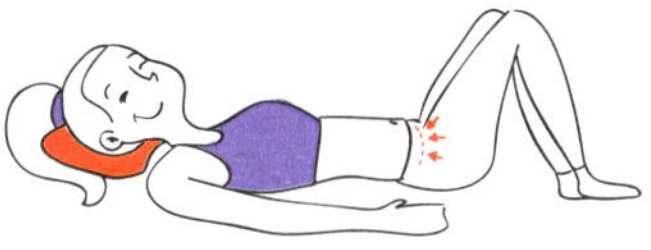

- **Contracción del músculo transverso del abdomen de manera aislada.** Para ello, inspira aire abriendo las costillas; al exhalar, exhala forzando la salida del aire, como si quisieras silbar sin llegar a producir sonido, o como repitiendo la letra S. Exhala todo el aire que puedas manteniendo tus costillas abiertas sin cerrarlas. De esta manera sentirás cómo se contrae tu músculo transverso, cómo se cierra tu perímetro de la cintura y cómo notas una pequeña contracción en la línea del bikini. Repite esta contracción en la misma posición en la que estabas antes, al menos durante 3 minutos.

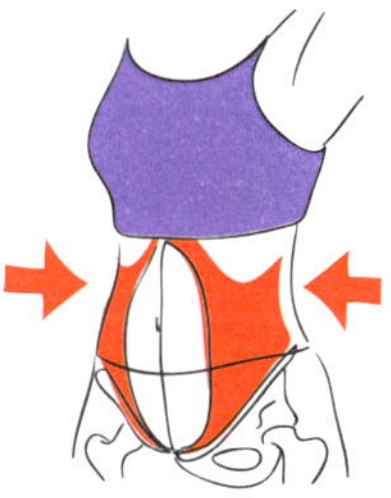

- **Respiración diafragmática.** El objetivo, a partir de ahora, es juntar los dos ejercicios anteriores en un trabajo mucho más funcional y cotidiano. Vamos a practicar la respiración diafragmática. Debes tener cuidado con este tipo de respiración porque si lo buscas en internet, parece que todo el mundo fuerza la inspiración para llevar el máximo volumen de aire posible al abdomen, lo cual no es correcto y, además, no beneficiará tu abdomen para nada. Ahora vamos a poner una mano en tu pecho y otra en tu abdomen. Vas a inhalar, pensando primero en llenar tu tórax, luego tu diafragma y por último y de manera natural sin forzarlo, tu abdomen. Al principio es un gesto raro y forzado pero con el tiempo, respirar de manera que llenes tu tórax y tu abdomen a la vez te parecerá algo más natural. Piensa que tu abdomen y tu suelo pélvico son una misma unidad funcional. Inspira de esta manera y al expulsar el aire, hazlo pensando que al exhalar estás cerrando una cremallera. Exhala el aire primero contrayendo tu suelo pélvico, después, tu abdomen (como si quisieras entrar en unos pantalones que no te caben, es lo que hemos estado practicando en el ejercicio 2) y luego ya por último, cerrando tus costillas.

RUTINA PARA ACTIVAR LOS MÚSCULOS DE LA PELVIS Y EL ABDOMEN

El siguiente paso en tu recuperación posparto es activar algunos músculos que son clave para mejorar tu postura y la función de tu pelvis y abdomen.

- **Empecemos por los glúteos.** Si nos ponemos a hablar de la importancia de los glúteos, podríamos escribir un libro entero sobre ellos. En nuestro estilo de vida actual hemos perdido muchas funciones para las que el cuerpo está diseñado. Por ello, es muy común padecer lo que llamamos como «amnesia glútea». Es decir, tener unos glúteos dormidos, inhibidos, que no se activan. Si además, a esta amnesia le añadimos un embarazo, con una gran barriga que nos impulsa hacia delante, los glúteos ya caen en el olvido para siempre. Tener unos buenos glúteos, aparte de para tener un buen tipito, son imprescindibles para recuperar el suelo pélvico, entre otras muchas cosas, pero vamos a centrarnos en el suelo pélvico. Por mucho que nos pongamos a hacer *kegels* toda la vida, sin unos glúteos en condiciones, estos no servirán para nada. El suelo pélvico tiene forma de cama elástica flexible y tensa a la vez, debe tener la tensión justa desde todos los extremos de la pelvis para poder funcionar, igual que una cama elástica de verdad. En nuestro cuerpo, el pubis y el cóccix deben tener la distancia adecuada y la pelvis debe estar neutra, para que el suelo pélvico haga bien su función. Por esto es tan importante la postura. La mayoría de las lesiones del periné están causadas principalmente por la falta de esa tensión justa de los músculos. Unos glúteos amnésicos, sin fuerza, incapaces de mantener una pelvis neutra, harán que el suelo pélvico, por mucho que lo trabajemos, nunca tenga la tensión adecuada.

Por todo esto, te proponemos un ejercicio muy simple para activación de glúteos:

- **Empieza por el puente de glúteos.** Túmbate boca arriba. Rodillas y pies abiertos a la anchura de la cadera. Talones apoyados pero pies en flexión. Desde esa posición inhala cómo hemos aprendido y exhala activando tu suelo pélvico y tu transverso del abdomen y levanta el glúteo del suelo mientras lo contraes muy fuerte (como si tuvieras un billete entre los cachetes y no quieres perderlo). Repite este ejercicio durante 3 series de 10 repeticiones.

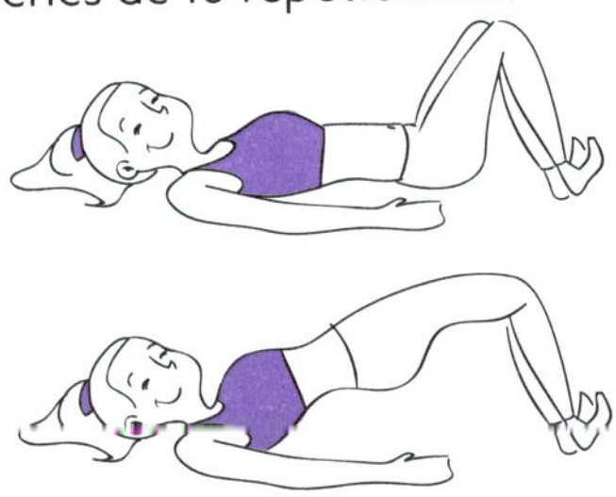

- **A continuación, vamos a hablar de la cintura escapular.** Una de las compensaciones posturales más comunes durante el embarazo es el aumento de la curvatura dorsal, la hipercifosis. Esto ocurre por muchas razones: el aumento del tejido mamario, el adelantamiento del centro de gravedad por la barriga... Esta compensación, además, se acentúa en el posparto debido a la lactancia. Coger a nuestro bebé supone una rotación interna del hombro, mantenida durante muchas horas, más una flexión de la cabeza, mantenida durante muchas horas, porque nadie da el pecho sin mirar a su bebé. Por ello, para evitar problemas de hombro, cervicales y tensión de los trapecios, debemos trabajar la cintura escapular. Es hora de separar los hombros de las orejas y ponerlos en su sitio. Primero, vamos a mover esa columna.

- **Colócate a cuadrupedia y llévate una mano a la nuca.** Desde esa posición, inspira y al exhalar aire y contraer suelo pélvico y transverso, gira hacia el mismo lado e intenta apuntar con el codo hacia el techo mientras estiras la pierna contraria.

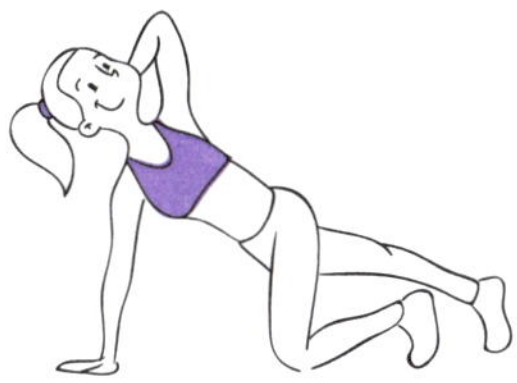

- **Ahora mantente a cuadrupedia, con las manos debajo de los hombros y rodillas debajo de las caderas.** Mantén alineada la espalda e intenta juntar tus escápulas sin flexionar los codos. Después, empuja con fuerza el suelo mientras exhalas aire y contraes el suelo pélvico y transverso e intenta separarlas todo lo que puedas.

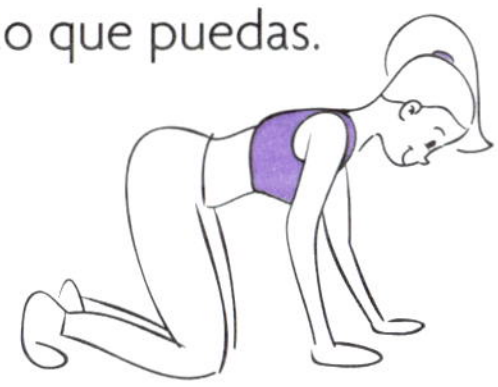

- **Coge una goma elástica y colócate de pie.** Dobla los codos a 90 grados, sosteniendo la banda con las palmas de las manos mirando hacia arriba. Inhala y separa las manos manteniendo los codos pegados al cuerpo, girando externamente los hombros. Repítelo 3 series de 10 repeticiones.

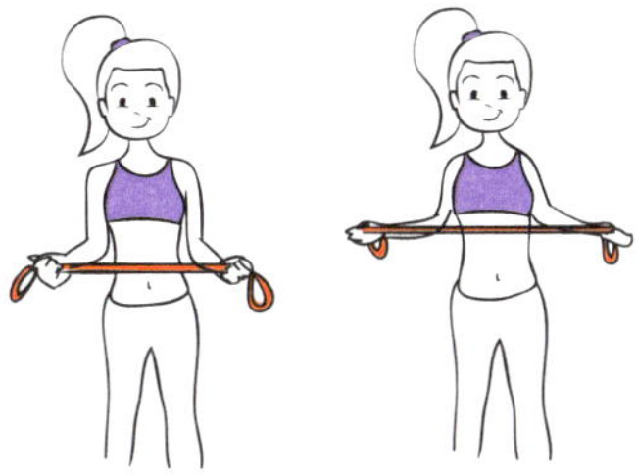

Recordemos, todo posparto debe tener una buena recuperación abdominopélvica. No importa si ha sido cesárea, vaginal, si tu bebé tiene 6 semanas o 3 años. Siempre se debe recuperar la funcionalidad del movimiento antes de empezar a entrenar o de retomar la disciplina deportiva que practicabas antes. Aunque no tengas síntomas actuales de disfunción perineal, no significa que todo esté bien ni funcionando correctamente. Los síntomas pueden aparecer pasados algunos años o cuando llegue la menopausia, por ello, siempre debes prevenir que aparezcan en el futuro, porque en muchos casos ya serán irreversibles.

6.6 LA MENOPAUSIA

La menopausia es, de nuevo, una época de cambio vital. La mujer deja de tener menstruaciones y, junto a ello, cambia su estado emocional y el resto de su organismo. Normalmente es una etapa frustrante, llena de miedo, incertidumbre, muy limitante en muchos sentidos, tanto familiar como social. Dejamos de hacer cosas que siempre hemos hecho porque nos hacemos pis, no tenemos ganas porque estamos apáticas, no somos capaces de disfrutar al cien por cien de nuestras experiencias como lo hacíamos antes, dejamos de tener relaciones sexuales con nuestras parejas porque notamos molestias, empiezan a doler las articulaciones cuando hacemos actividad física y abandonamos y, además, engordamos aunque comamos igual. Parece que todo va cuesta abajo.

Ya en el capítulo dos hablamos de los hábitos de vida que pueden hacernos más llevaderos la menopausia, como seguir entrenando, no abandonar la actividad física para que la osteoporosis no haga de las suyas, cuidar la postura, acudir al fisioterapeuta de suelo pélvico con regularidad, realizar ejercicios de suelo pélvico de manera rutinaria o incluirlo dentro de nuestros entrenamientos semanales.

Pero, a un nivel más práctico, son muchas las cosas que puedes hacer por tu higiene íntima y tu sexualidad en un momento tan hormonal como este.

A continuación encontrarás algunos consejos prácticos basados en la experiencia de muchas de nuestras clientas, madres y amigas.

- Es hora de empezar a invertir un poquito más en la calidad de los tejidos que usamos. Utiliza ropa interior de algodón. El algodón permite transpirar mejor y no aumenta la humedad. Es verdad que estamos en una época de nuestra vida de bastante sequedad por lo general. Pero muchas de vosotras, aún sin saberlo, podéis estar teniendo alguna pérdida sin daros cuenta, por lo que utilizar ropa interior sintética aumentará el riesgo de infecciones por la humedad y esto alterará la flora vaginal.
- Si sientes irritación o sequedad, lo cual es bastante molesto, intenta no lavarte demasiado a menudo. Muchas mujeres intentan luchar contra esta irritación aplicando agua o dándose un lavado en el bidé. La recomendación es lavarse un par de veces al día como mucho. Aunque el agua alivia en el momento, aplicarlo demasiado acentúa la deshidratación del tejido y de las membranas mucosas, por lo que estarás empeorando el problema. La solución estará en encontrar un producto de hidratación apropiado, que puedas usar una vez al día, preferiblemente por la mañana y mantenga su acción durante el resto del día, para que puedas salir a la calle y mantener una vida social activa sin molestias ni picores.
- Las mujeres menopáusicas y posmenopáusicas notan que no se excitan tan fácilmente como lo hacían antes y que pueden ser menos sensibles a estímulos excitantes como el roce piel con piel o caricias, por lo que, si juntamos esto al picor y a la sequedad vaginal, el interés sexual disminuye. Pero ¡ojo! Hay es-

tudios que avalan que para las mujeres, ¡el sexo es más placentero conforme avanzan los años! Lo publicaron en The *American Journal of Medicine,* pero para poder disfrutar de tu sexo, es importante conocer tu cuerpo y conocer los cambios que se están dando en él. Para las mujeres que no están informadas, la desaparición del deseo sexual no solo provoca que dejen de disfrutar de su sexo y su cuerpo, que emocionalmente ya es un palo bastante grande, sino que también desarrollan un sentimiento enorme de culpabilidad hacia sus parejas. Esta culpabilidad desemboca en miedo porque sus parejas desarrollen un interés por parejas sexuales más activas, por lo que el poco sexo que acceden a tener por no sentirse culpables es molesto y doloroso. Y entonces, si todo esto ocurre por causas fisiológicas y hormonales, ¿qué podemos hacer para contrarrestarlo? Por ahora, la *viagra* femenina no es una opción, en el campo de la investigación, el bienestar femenino nunca ha sido una prioridad. Tenemos todos los anticonceptivos del mundo, eso sí, pero para mejorar nuestra sexualidad, nadie se ha molestado en ver qué funciona, pero a ellos que no les falte la pastillita azul. En fin, que nos liamos. Como a nivel hormonal aún no podemos hacer nada, vamos a ver cómo podemos mejorar el tejido, la musculatura y la lubricación para que las relaciones sean placenteras y satisfactorias.

- Los lubricantes con base de agua serán tus mejores aliados. No hay nada más simple y mejor para disfrutar de una relación con sequedad. Evita los lubricantes sin base de agua, que pueden favorecer infecciones y por otro lado, puede debilitar el látex.
- Fortalece los lazos con tu pareja. Puede que ya no te excite lo que antes sí lo hacía, pero siempre podéis buscar otras herramientas menos comunes para vosotros. Es recomendable, si ambos estáis de acuerdo, que busquéis un apoyo en un especialista. Si ves que empiezas a tener sentimientos de culpabilidad porque no te apetece intimar con tu pareja, no hay

fármaco que te pueda ayudar, pero la mente es poderosa, y hay miles de maneras naturales de segregar hormonas para la función sexual, solo debe enseñarte cómo y estar más unida a tu pareja que nunca.

- La actividad sexual mediante penetración, practicada de manera regular es importante para la salud vaginal después de la menopausia porque estimula el flujo sanguíneo, ayuda a mantener el tono de la musculatura y todo ello ayuda a mantener la longitud y la elasticidad de la vagina, por lo que las relaciones serán menos dolorosas cuanto más atrofia tenga el tejido vaginal.
- El sexo coital no lo es todo. Hay muchas maneras de disfrutar y practicar el sexo. Si la penetración es realmente molesta, podéis practicar sexo oral o mediante otros estímulos. Realmente el sexo no tiene definición, aunque nos hayan vendido que sin penetración no es sexo completo, esto no es real. Busca la opción sexual que más se adapte a vosotros.
- El sexo no solo se produce en la cama. Si te cuesta llegar a estar excitada, empezad el juego de la excitación desde primera hora de la mañana. Besitos y caricias de buenos días, abrazos, mensajes, detalles y susurros en la oreja durante el resto del día podrá hacer que llegues a la hora del sexo en la cama con una predisposición totalmente diferente.
- Cuida tu salud, física y mental. La excitación y el deseo sexual son parte también de la salud en global. Si estás preocupada, en baja forma, algo te estresa... Todo ello hará que el sexo sea lo último en tu lista de prioridades. Quiérete y mímate y potenciarás todas las demás funciones de tu cuerpo.

Debemos cuidarnos, querernos y conocernos desde nuestra más tierna infancia. Cada etapa tiene sus matices y en cada periodo debemos trabajar de una manera u otra, siempre tomando como base el mayor conocimiento de nuestro cuerpo. Siempre nos dejamos para el final, primero todo lo demás y, después, nosotras. Se acabó. Es tan cierto el dicho que debemos querernos a nosotras mismas para poder querer a los demás, que deberíamos tatuárnoslo como nuestro mantra. Porque es cierto. Sintámonos bien física y mentalmente (y ambas cosas están más que relacionadas) y nos comeremos el mundo. Así que ponte en tu lista de tareas la primera, y una vez acabes contigo, entonces, continúa con lo demás. Empecemos a trabajar desde ya.

PROTOCOLO DE ACTUACIÓN EN EL POSPARTO PARA LA TOTAL RECUPERACIÓN

Muchas mujeres embarazadas primerizas nos contactan en sus últimas semanas de gestación para preguntar por los entrenamientos en el posparto. ¿Cuánto tiempo hay que esperar? ¿Cuánto tardaré en recuperarme? ¿Llegaré a tiempo para la operación bikini si doy a luz en marzo?

Nuestra respuesta siempre es la misma, y es que no hay respuesta. No hay un protocolo de recuperación, ni en el posparto ni para una lesión de rodilla. No se puede prever cómo irá la recuperación de nadie, porque afectan muchos factores. La genética de cada persona, composición del tejido, nutrición, descanso, lesiones previas... Y cada mujer, cada parto, cada posparto es un mundo, que depende tanto del cuerpo de la propia mamá, la actuación médica que se haya realizado y el ambiente familiar de cada persona.

Por ello, lo único que recomendamos a todas las mamás por igual, son los pasos que deben seguir después de haber dado a luz para poder valorar la mejor recuperación para cada persona.

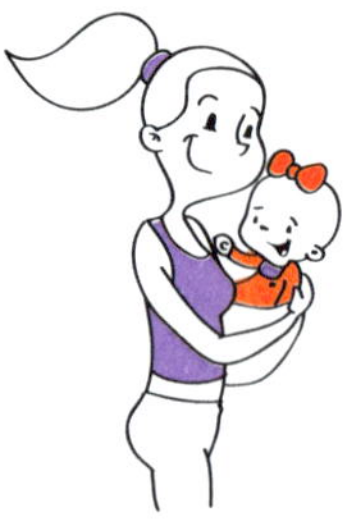

Tras el puerperio hospitalario, llega el puerperio domiciliario.

1. La visita médico-sanitaria. Una vez en casa, ginecología te citará para la revisión aproximadamente al mes de haber dado a luz si todo ha transcurrido sin complicaciones. Normalmente suele coincidir con la cuarentena. En caso de haber sufrido una episiotomía o desgarro, es posible que tu matrona te cite previo a esa revisión para poder aplicar los cuidados necesarios a las posibles heridas. En caso de una cesárea, el ginecólogo te citará a los 15-20 días aproximadamente.
2. Tras haber visitado a los profesionales anteriores y una vez que has pasado la cuarentena, es hora de pasar la consulta del fisioterapeuta especialista en suelo pélvico. Una valoración de fisioterapia valorará el estado del tejido musculo esquelético tanto abdominal como perineal para poder marcar los objetivos para comenzar con la rehabilitación. La fisioterapia es la encargada de preparar el tejido para su entrenamiento y de tratar posibles lesiones ocurridas por malas posturas en el embarazo o por un parto instrumentalizado. Debes recordar que las cesáreas también deben tratarse con fisioterapia para eliminar las adherencias del tejido y volver a recuperar los reflejos de activación del abdomen, al igual que las episiotomías. Rehabilitarse del embarazo debe ser obligatorio como prevención de futuras disfunciones y lesiones perineales como la incontinencia urinaria de esfuerzo.
3. Cuando tengas la valoración de fisioterapia, es hora de acudir al entrenador personal. Entrenador personal y fisioterapeuta andarán juntos y de la mano para la parte final de tu recuperación. El entrenador podrá planificar los entrenamientos con base en los objetivos marcados en la valoración de fisioterapia.

4. Una vez el entrenador personal lo estime, te derivará de nuevo a fisioterapia para una ultima revisión, donde plantearán si estás preparada para poder reincorporarte a deportes de impacto o a tu disciplina deportiva. SI no eras deportista previamente, ahora sabrás que puedes realizar las actividades de tu vida diaria sin peligro, ya que tu cuerpo funcionará de manera óptima.

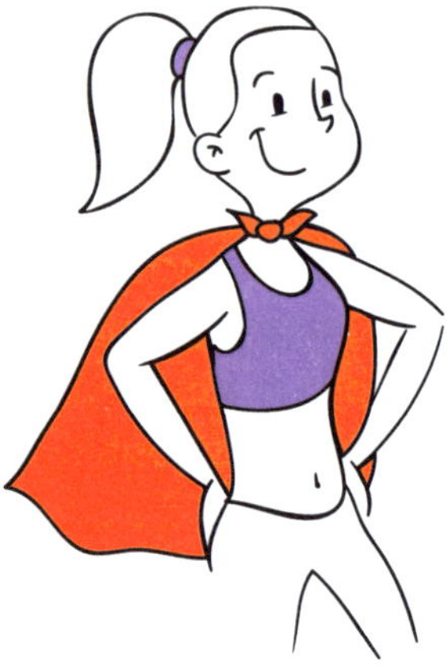

CAPÍTULO 7

Busca un momento para tu suelo pélvico

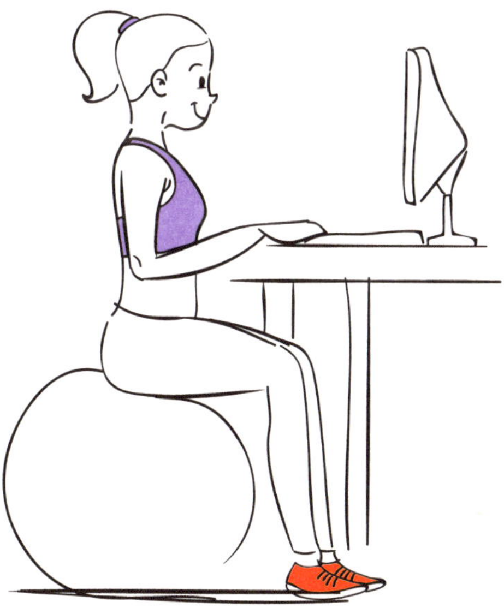

Ha llegado el momento de centrarse en una misma (no es un milagro, esos momentos existen). Vamos a integrar todo lo que hemos aprendido a lo largo de los capítulos anteriores en nuestras rutinas del día a día. Ya no valen las excusas de no tengo tiempo, no sé cuándo ponerme... porque no te vamos a dar una rutina de ejercicios para que la encajes a duras penas en tu horario. Si tienes alguna patología, sabrás cuándo y cómo encajar tus ejercicios, por tu bien. Pero ahora lo que vamos a hacer es modificar e integrar conocimientos nuevos en algunas rutinas que ya tienes, por lo que no debes buscar un tiempo extra (controla tu ataque de risa), si no ser más consciente durante tu día a día, para mejorar tu salud perineal. Sí, ya sabemos todos que casi no tienes consciencia del paso del tiempo, pero todo es cuestión de tener unas rutinas.

Un día tiene 24 horas, y muchas veces parecen hasta pocas. Pongamos que de esas 24 horas, 8 duermes, 8 trabajas y 8 disfrutas de tu tiempo de ocio. Sí, lo sé, trabajas más, duermes menos y el tiempo de ocio ni lo hueles, pero vamos a partir de ese supuesto. Si te sientas por la noche a hacer a ejercicios, ya sean *kegels*, hipopresivos o los que te hayan aconsejado, durante 5 minutos, y el resto del día, durante 23 horas y 55 minutos, no tienes una buena rutina de cuidado ni consciencia del suelo pélvico, nunca vas a mejorar. Por ello, vamos a integrar el cuidado de tu periné, suelo pélvico y órganos reproductores en tus momentos de ir al baño, tu trabajo, cuidado personal, la ropa que lleves y las relaciones personales, contigo misma o con tu pareja. Así, podremos cuidarnos durante algo más que 5 minutos al día.

7.1 MOMENTO PIPÍ

Antes de darte consejos o explicarte cómo y por qué actuar de una manera u otra en el baño, es importante conocer el funcionamiento del mecanismo de micción del cuerpo.

Para que todo funcione correctamente y poder hacer pis, nuestra vejiga debe pasar por dos etapas. La etapa de llenado, para acumular la orina, y la etapa de vaciado, para poder eliminarla.

Es un mecanismo mucho más complejo de lo que podáis imaginar y muchas cosas deben ocurrir a la vez para que todo se dé en su preciso instante.

Durante la fase de llenado, la vejiga debe poder dar de sí para acumular la orina pero, a la vez, los esfínteres deben estar cerrados para que no haya fugas. El suelo pélvico debe tener un tono (estado de contracción en reposo) suficiente para poder mantener el cierre de los esfínteres, recordemos que el suelo pélvico tenía, entre muchas de sus funciones, la función esfinteriana.

La vejiga crece y crece para acumular la orina, pero siempre con una ligera resistencia, porque ese crecimiento y estiramiento debe tener ciertos límites. Es como un globo que inflas e inflas, pero llega un momento en el que meter aire ya es difícil porque tiene demasiado dentro, e incluso puede llegar a explotar. El músculo detrusor, que es el que rodea la vejiga, debe dar de sí para permitir el crecimiento de esta, pero cuando va llegando a sus límites de estiramiento, empieza a contraerse de manera involuntaria y refleja, tú no lo notas, pero estas contracciones avisarán a tu cerebro de que deberías ir al baño, aunque puedes aguantar. Si ignoramos estas señales y seguimos aguantando, la vejiga sigue creciendo y el detrusor cada vez se estira más pero, a la vez, realiza contracciones más fuertes. Estas contracciones nos harán ser conscientes plenamente de que debemos ir al baño. Si seguimos aguantando, se producirá una sensación de urgencia por ir al baño y si resulta que ahora hay una cola en el baño, las contracciones del detrusor incluso te dolerán y deberás cerrar las piernas para poder reforzar la función de los esfínteres, porque ellos ya no podrán mantener por mucho más tiempo la continencia.

¿CUÁNTA CAPACIDAD PUEDE ALBERGAR NUESTRA VEJIGA?[29]

Se estima que a partir de los 100 centímetros cúbicos de orina, el detrusor empieza a contraerse, a partir de los 300 cc aparece el aviso de necesidad de orinar, aunque podamos aguantar un buen rato más, a los 400 cc el detrusor se va contrayendo más fuerte y la necesidad empieza a ser imperiosa y a los 500 cc, la necesidad es urgente, es la máxima capacidad que puede alcanzar la vejiga y el detrusor.

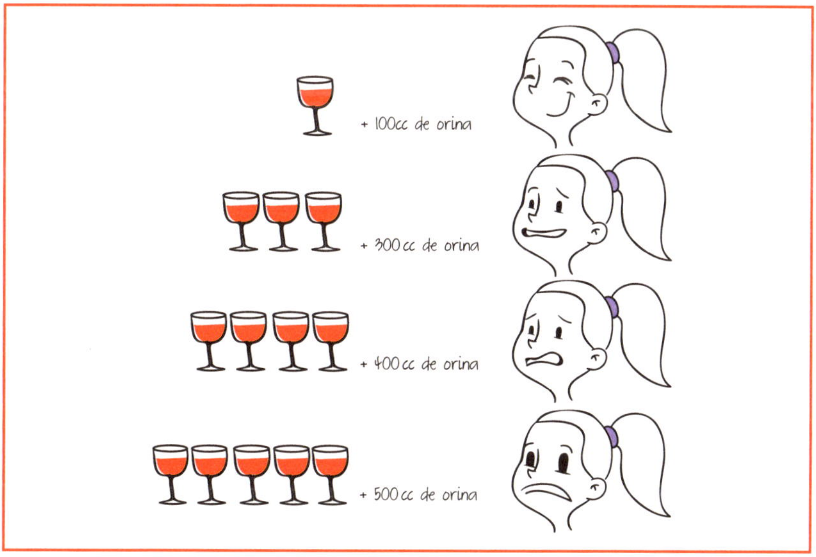

Para la fase de vaciado, se produce una contracción muy fuerte del detrusor, por lo que aprieta la vejiga para expulsar la orina. Esta contracción del detrusor debe acompañarse de una relajación de los esfínteres y del suelo pélvico para permitir que la orina salga. Durante todo el proceso de contracción del detrusor, se debe mantener la relajación de musculatura y esfínteres, si no, la orina se cortaría. Por ello, se dejó de aconsejar ya hace tiempo el STOP pipí, para practicar ejercicios del suelo pélvico, porque la información que estábamos mandando a nuestro cerebro era la de contraer del suelo pélvico aunque la vejiga no estuviera vacía y, al final, esto ocurría de manera involuntaria.

Cuando nos hacemos muchísimo pis contraemos de suelo pélvico si no podemos ir al baño para que el detrusor deje de contraerse y dejar de sentir la necesidad de micción. Esto explica que mucha gente con el suelo pélvico débil no pueda aguantar la orina por mucho tiempo, porque la contracción de su suelo pélvico es tan débil que no son capaces de inhibir las contracciones del detrusor. Por esto, es más común ver una larga cola de mujeres mayores en los aseos.

¿CUÁLES SON LOS HÁBITOS MICCIONALES NORMALES?

Cuando te sientes en el baño, no debes apretar la barriga para empezar la micción. Debe ocurrir todo de manera natural y sin forzarlo. Me da igual que tengas prisa porque llegas tarde a una reunión. Nunca deberás empujar con el abdomen para acelerar la micción. El chorro debe ser continuo, sin interrupciones y apuntar siempre al mismo lado, sin dirigirse en diferentes direcciones. Después de orinar, al ponerte la braguita, no debe haber un goteo prolongado, la vejiga debe ser capaz de vaciarse por completo durante la micción. Además, no debes sentir deseo miccional después de haber ido al baño, ni tener sensación de urgencia. Lo normal es sentir las ganas de orinar y poder esperar y posponer el pis un rato.

Aunque el número de veces que orinamos al día dependerá de la ingesta de líquido que tomemos, del sudor que producimos, del deporte que realizamos y de una larga lista de condicionantes, lo normal es orinar alrededor de 6 veces al día, siendo 3 las micciones mínimas diarias y 8 el máximo.

Otra cosa que debemos conocer a la hora de poder normalizar nuestros hábitos miccionales es la diferencia entre sustancias diuréticas y sustancia estimulantes.

Las sustancias diuréticas son sustancias que favorecen la eliminación de líquidos a través de la micción. Estas sustancias actúan directamente sobre las vías urinarias altas, el riñón, produciendo un aumento del volumen de la orina y, consecuentemente, aumentar el número de micciones. Son diuréticos el té verde, la piña y la remolacha, por ejemplo.

Por otro lado, existen sustancias que aumentan el número de micciones, pero porque aumentan la contractilidad del detrusor. Lo que hacen es que este músculo se contraiga en exceso, por lo que tenemos más necesidad de orinar. Abusar de estos podría llegar a provocarnos una vejiga hiperactiva, que nos manda la sensación de querer hacer pis aun cuando no tenemos el suficiente líquido, lo cual puede desencadenar una incontinencia por urgencia. Las bebidas estimulantes son el alcohol y el café, por ejemplo.

Una herramienta muy útil y que se utiliza como tratamiento en fisioterapia es la utilización de un diario miccional. Como su nombre indica, consiste en hacer un diario de los hábitos de micción y el líquido ingerido durante el día. La persona que vaya a escribir su diario miccional debe llevar siempre encima un recipiente que pueda medir la cantidad de orina, ya que es importante conocer el volumen. La realización de este diario es simple pero pesada. Por eso, se suele recomendar realizarlo durante 24 h, durante un día normal, entre semana, donde no hagamos nada extraordinario y sigamos nuestra rutina habitual. El terapeuta que analizará el diario podrá comprobar cuáles son los hábitos reales. En caso de que con 24 horas no sea suficiente, se podrá mandar la realización del diario para un periodo de 1 o 2 días extras. Esta es una técnica barata, simple y no invasiva para el paciente, por lo que debe ser elegida siempre para valorar a personas incontinentes antes de realizar otras pruebas más agresivas.

DIARIO MICCIONAL									
HORA	LÍQUIDOS INGERIDOS		MICCIONES	PÉRDIDAS DE ORINA			SENSACIÓN DE URGENCIA		¿QUÉ ESTABA HACIENDO EN EL MOMENTO DE LA PÉRDIDA?
AM-PM	Tipo de líquido	Cantidad de líquido	Cantidad orinada	Poca	Moderada	Abundante	SÍ	NO	

7.2 MOMENTO POPÓ

Hemos hablado largo y tendido sobre estreñimiento, incontinencia fecal, patología anorrectal, etcétera. No se nos ha quedado nada relacionado con lo escatológico en el tintero pero, aun así, vamos a realizar un breve resumen de todo lo explicado anteriormente, incluyendo algunos *tips* sobre hábitos saludables para cuidar y mantener tu salud intestinal.

La pregunta del millón en cuanto a hábitos defecatorios siempre es la misma, ¿Cuántas veces se debería ir al baño al día?

Pues bien, no hay una respuesta exacta ni una cifra concreta para marcar la normalidad. Existe un reflejo llamado gastrocólico, presente en muchos animales, entre ellos mamíferos y humanos. Cuando el reflejo está activo, lo que ocurre es que sentimos la necesidad de defecar cada vez que ingerimos comida. ¿Habéis visto alguna vez a una vaca pastando y defecando a la vez? Pues es justo esto lo que ocurre. El estómago vacío provoca un movimiento intestinal al recibir la comida que nos da la sensación de querer ir al baño. En los bebés, este reflejo está presente, pero va desapareciendo conforme vamos teniendo consciencia del control de esfínteres.

Acorde a este reflejo, deberíamos ir al baño cada vez que ingerimos algo pero, si estamos todo el día picando entre horas, no sería demasiado cómodo. De hecho, se estima que el tránsito normal del colon tarda entre 12 y 30 horas, absorbiendo electrolitos, agua y almacenando materia fecal.

Se habla de normalidad ir al baño al menos una vez al día, aunque también vale tres veces al día o tres veces a la semana. Depende de la normalidad de cada uno. Ahora bien, según la *Revista Española de Enfermedades Digestivas*: «El médico considerará que una persona sufre estreñimiento si hace deposición menos de 1 vez cada 3 días o le cuesta trabajo evacuar las heces más de una de cada cuatro veces que va a defecar». Lo realmente importante y a lo que debemos prestar atención son los cambios que nos hagan salir de nuestra normalidad. Si una persona va al baño tres veces al día y de repente solo va una vez durante un tiempo, puede considerarse que ha habido un cambio en su funcionamiento digestivo, aunque de por sí no se considere estreñimiento.

Debes encontrar tu rutina. Educar tu tránsito intestinal es vital. Lo común para la mayoría de la población con un tránsito normal es tener ganas de ir al baño treinta minutos aproximadamente después de despertarse.

Intenta crear tu rutina por la mañana, ya que fisiológicamente es más fácil. Si te levantas con el tiempo justo, intenta ir en cuanto llegues a la oficina.

Y ahora viene lo bueno, el trauma de ir al baño en la oficina. Existe un *meme* muy famoso en internet y que tiene toda la razón del mundo: ¿Sabías que si te tomas 10 minutos al día en la oficina para ir al baño, al final del año sería como si te pagaran 40 horas por ello? Así visto, ¡no suena tan mal! Bromas aparte, debemos quitarnos los complejos de ir al baño en lugares públicos. Lo mejor que puedes hacer por tu cuerpo y por ti misma es escucharlo y darle lo que necesita en cada momento. Si te manda la sensación de ir al baño en la oficina, pues vamos.

Piensa que es mejor ir al baño que aguantarlo e intentar concentrarte con dolor de barriga y aguantando los gases que te vienen. Imagínate todo el día aguantando pedos o intentando expulsarlos pero sin hacer ruido. Casi prefiero ir al baño y quitarme ese peso de encima, nunca mejor dicho. Lleva siempre contigo un paquete de pañuelos o de toallitas húmedas, por si acaso. Y, sobre todo, no hagas una película en tu cabeza sobre ir al baño. Deja de mirar a todos tus compañeros para ver si te miran dirigiéndote al baño, a nadie le importa. Normalízalo todo lo que puedas porque todo el mundo defeca y se tira pedos y a nadie le huelen a rosas. Como mujer libre, empoderada, exitosa y profesional, deja de tratar las acciones fisiológicas como temas tabús. Sé que nuestras madres y abuelas nos han inculcado el «eso no se hace fuera de casa» o «no se habla de cochinadas», pero hablar de lo «escatológico» debe ser natural y normal (con moderación, claro, porque hay personas que te explican sus rutinas de ir al baño diariamente, y tampoco tenemos los demás necesidad de saber cuándo haces caca o no), ya que todo el mundo lo hace, casi una vez al día. Además, como mujeres, siempre nos han generado un sentimiento de culpabilidad mucho mayor en cuanto al hecho de ir al baño. Los hombres están más acostumbrados a tirarse pedos, ir al baño con más gente delante y hacer de todo el proceso algo más natural, sin embargo, para nosotras no es tan fácil, porque las señoritas no hacen esas cosas. Chicas, es hora de quitarnos el lazo rosa e ir al baño tranquilas y sin complejos.

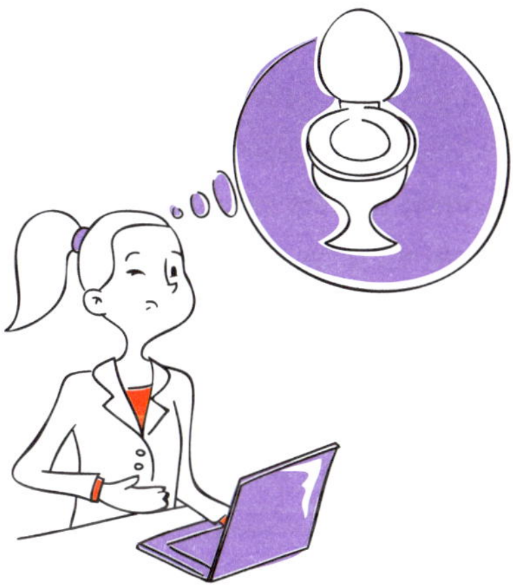

Vamos a suponer que hemos superado todos nuestros complejos y vamos al baño donde sea y como un reloj. Ahora, vamos a defecar como se debe. Si estamos en ese punto, ya hemos avanzado bastante, así que, por favor, ¡que nadie apriete fuerte aguantando la respiración para hacer fuerza! Para empezar, porque el esfínter anal se contrae de manera refleja cuando aumenta la presión en el abdomen, es contraproducente apretar debido a que el ano estará más cerrado. Cuanto más aprieto, más cerrado estará, por lo que más difícil y costoso será defecar y más probabilidad tendremos de lesionar el suelo pélvico, padecer estreñimiento y sufrir hemorroides. Echa un vistazo de nuevo al capítulo uno, donde revisábamos la importancia de una buena postura para ir al baño.

ESTREÑIMIENTO FUNCIONAL

PROBLEMAS PARA EVACUAR

- Debilidad del suelo pélvico
- Prolapsos del recto
- Mala mecánica defecatorioa
- Incapacidad de relajar el esfínter

TRÁNSITO INTESTINAL LENTO

- Sedentarismo
- Enfermedad
- Estrés / ansiedad
- Mala dieta

¿Cómo podemos mejorar nuestra dieta para mejorar el tránsito?

Antes de hablar de alimentos estrella o *smoothies* maravillosos, debemos entender realmente la importancia de la dieta de nuestro organismo. Nuestro sistema inmune, que nos protege de infecciones bacterianas y víricas, reconoce y recupera lesiones en los tejidos del cuerpo y, para ello, genera inflamación, por lo que es el principal responsable de las inflamaciones que sufrimos en nuestro organismo. Y, ¿cómo lo hace? Pues lo hace a través de las mucosas y del sistema linfático. Te preguntarás que a qué viene todo esto ahora, pues resulta que aproximadamente el 80 % de las mucosas de nuestro organismo se encuentran en el sistema digestivo, de ahí la importancia de mantener estas mucosas sanas mediante nuestros hábitos y alimentación. Seguro que has escuchado hablar alguna vez de la microbiota. Son organismos que conviven con nosotros y, entre otras muchísimas funciones, nos ayudan a digerir los alimentos que consumimos, mantienen el pH, reparan la barrera intestinal e incluso regulan los niveles de grasa y la sensación de saciedad. Estos organismos vivos se alimentan de la fibra que consumimos, procedente de alimentos prebióticos. Los prebióticos favorecen el crecimiento y la actividad de la microbiota, sobre todo de la que se sitúa en el colon. De ahí la importancia de consumir fibra de procedencia natural para mejorar el tránsito intestinal. Pero no vale solo con consumir fibra, si no también eliminar los alimentos que generan daño e inflamación a las mucosas del intestino, que influyen también sobre nuestro sistema inmune.

Una de la sustancias más proinflamatorias son las lectinas. Las lectinas se encuentran en alimentos vegetales, sobre todo legumbres y cereales.

Por ello, se recomienda a personas con un tránsito lento y que tengan hinchazón, disminuir el consumo de cereales y legumbres. Lo que ocurre es que las plantas poseen un mecanismo de defensa en sus semillas, sustancias de alguna manera tóxicas, que hacen que si nos las comemos, las eliminemos enteras, para poder volver a germinar. Las lectinas son unas de esas sustancias. Aunque no se debe reducir su consumo al cien por cien, pero sí se debe hacer de manera controlada.

El estrés también juega un papel importante en el tránsito intestinal, porque genera una hormona, noradrenalina, que afecta al moco estomacal dificultando la correcta función digestiva.

Por otro lado, tenemos que hablar de los laxantes. Los laxantes facilitan la evacuación, pero su abuso puede generar que a largo plazo el organismo se vuelva «cómodo», lo que nos generaría una dependencia a ellos.

En conclusión, un correcto funcionamiento del tránsito digestivo dependerá del estado emocional, la alimentación y la correcta función de la musculatura que nos ayuda a evacuar.

7.3 POSICIONES EN EL TRABAJO

El trabajo es ese lugar donde pasamos horas, muchas horas. Sentadas, de pie, moviéndonos, en el coche, con estrés, con un nudo en el estómago. Queremos salir ya pero no podemos, o nos apasiona tanto lo que hacemos que es complicado separarlo de nuestra vida diaria. En fin, el trabajo. Allí donde, si no me equivoco, casi la gran mayoría de nosotros pasamos la mayor parte de nuestro día. Precisamente porque pasamos tantas horas fuera, no podemos dejar nuestros autocuidados para el momento de llegar a casa, sino que hay que integrarlo dentro de nuestra rutina laboral.

Lo primero que debes hacer siempre es cuidar tu postura. Ya conocemos la relación entre postura y suelo pélvico. Una mala postura conlleva un suelo pélvico debilitado a largo plazo.

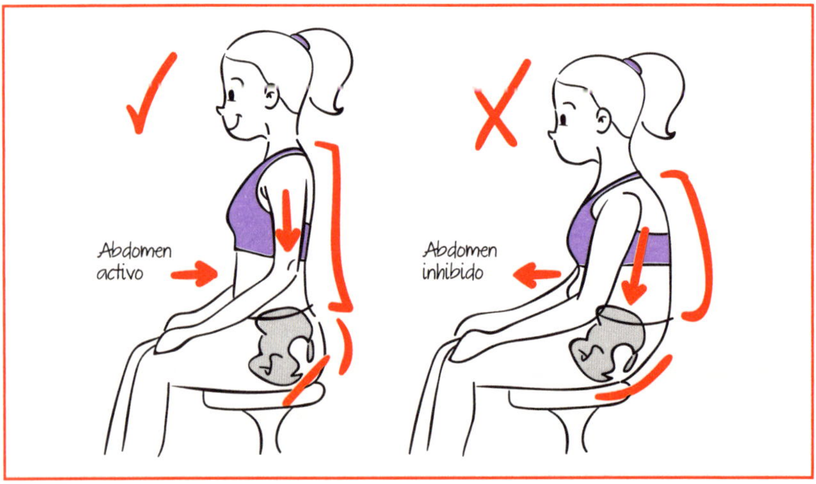

Todo el mundo habla de la postura en el trabajo, de ergonomía, a qué altura y dónde situar el teclado del ordenador o la pantalla... pero lo cierto es que el ser humano está diseñado para moverse, no para estar sentado un mínimo de 8 horas al día. Así que como esto es lo que la sociedad actual nos obliga a hacer, te vamos a dejar unos consejos que te puedan ser útiles.

- Intenta mantener las orejas en línea con tus hombros. Si usas pendientes normalmente, unos pendientes largos te podrán recordar al moverse que la posición de tus orejas debe ser la correcta.
- Coloca los post-its importantes en frente de ti, a la altura de tus ojos. Para que cada vez que los mires te elongues de manera involuntaria manteniendo una correcta posición.
- Intenta mantener tus piernas separadas y a la anchura de la cadera. Juntar las piernas o incluso cruzarlas favorecerán que la pelvis gire hacia atrás, arqueando la zona lumbar y afectando directamente el suelo pélvico.
- No cruces las piernas. Por muchas razones. Por ejemplo, la razón anterior. También cruzar las piernas generará una asimetría en el apoyo de la pelvis que puede desencadenar alteraciones musculares que afecten a la cadena y a la columna vertebral. Además, afectará a la vascularización alterando la circulación sanguínea y favoreciendo la aparición de varices.
- Intenta sentarte siempre al fondo de la silla, para poder mantener la espalda lo más recta posible con ayuda del respaldo.
- ¿Qué pasa con la pelota de Pilates? Parece que está de moda usarla como silla. Hay varias posturas al respecto. La pelota es una herramienta genial para trabajar estabilidad y movilidad pélvica, pero no se recomienda usarla durante las 8 horas de trabajo. Hay muchas investigaciones publicadas al respecto, unas positivas que recomiendan su uso, y otras que no. Nuestro consejo es utilizar la pelota durante 10-15 min cada hora u hora y media e ir incrementando su uso poco a poco si la experiencia es positiva. Si por el contrario pasas demasiado tiempo, puedes acabar adoptando una postura incorrecta, como en la tercera figura. Así, podrás trabajar la musculatura estabilizadora y el suelo pélvico en periodos cortos de tiempo con cierta frecuencia, pero no fatigarás la musculatura. Pien-

sa que llevas toda tu vida adoptando malas posturas sentada, desde el pupitre de la escuela siendo pequeña hasta ahora, por lo que no puedes ahora de repente pasar 8 horas en una pelota inestable.

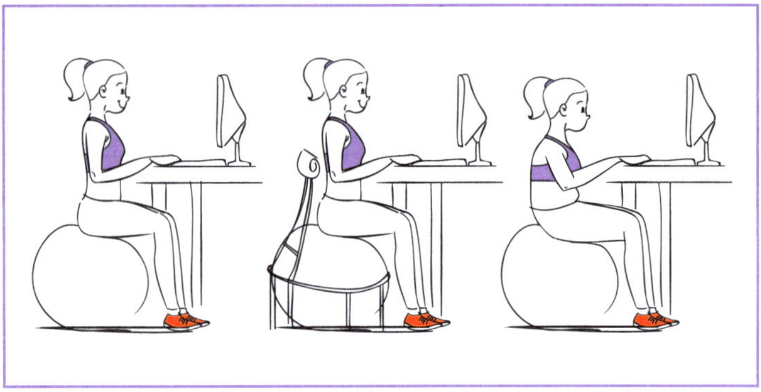

- Organízate para dejar todo fuera de tu alcance, así tendrás que levantarte cada vez que necesites alcanzar una carpeta, un documento impreso o un disco duro.
- Muévete. Ponte una alarma cada hora y alterna coger la pelota inestable con un pequeño entrenamiento en el sitio. Te dejamos algunas propuestas:

1

Ejercicio para trabajar miembro inferior:

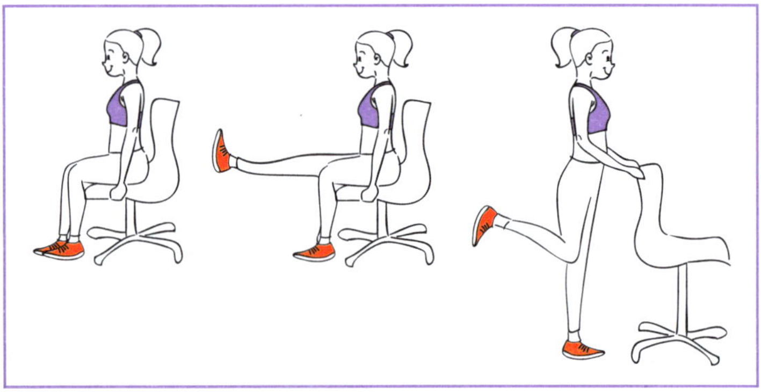

2 Ejercicio para trabajar glúteos:

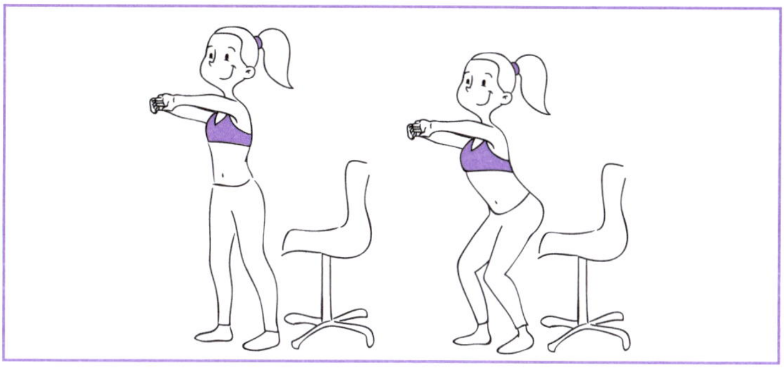

3 Ejercicio para trabajar el miembro superior y el abdomen:

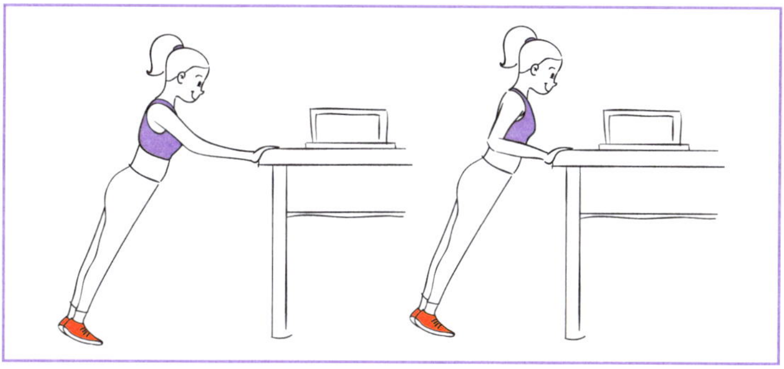

4 Ejercicio para activar el sistema cardiorrespiratorio:

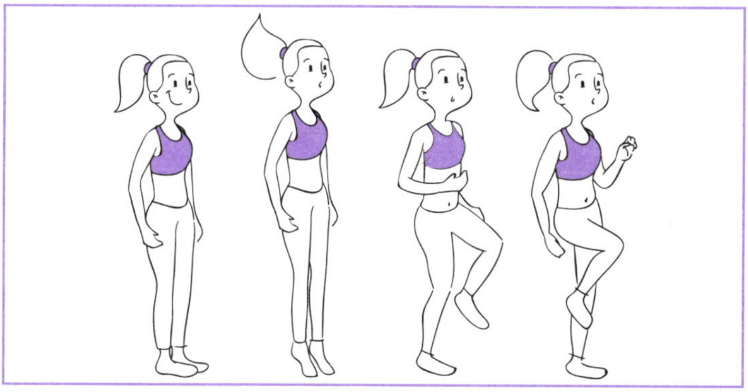

- Evita el uso de tacones si tienes debilidad en el suelo pélvico. Bueno, evita los tacones siempre que puedas por la descompensación tan enorme que generan en tu postura. Piensa que sobre tus pies se fundamenta la estabilidad y estática del resto de tu cuerpo. Cualquier alteración en ellos afectará al resto del cuerpo, incidiendo sobre todo en la pelvis y el periné. Se ha visto que la curva lumbar y la anteversión de la pelvis modifican la dirección de la presión abdominal sobre el periné, por ello, toda alteración en la estática pélvica, como el uso repetido de tacones altos, afectará directamente sobre ellos.
- Si trabajas de pie, debes prepararte para ello. Tu musculatura estabilizadora (abdominales, lumbares, musculatura de la columna vertebral...) deben estar preparadas para ese tipo de requerimiento muscular. Si eres inactivo, o más bien sedentario pero pasas mucho tiempo de pie, es normal que empieces a cursar con lumbalgias, dolor pélvico o trastornos musculoesqueléticos asociados, porque tu cuerpo no está preparado para esa actividad. Debes favorecer mucho la movilidad de tu pelvis y columna, realizar un trabajo complementario de suelo pélvico diario para evitar el debilitamiento que producirá la presión abdominal ejerciendo una fuerza directa sobre el periné. Invierte tiempo en aprender a realizar hipopresivos, por sus beneficios posturales y tonificar el suelo pélvico en posiciones que se asemejan mucho a las que adoptas diariamente. Además del cuidado para tu periné, tómate tu tiempo

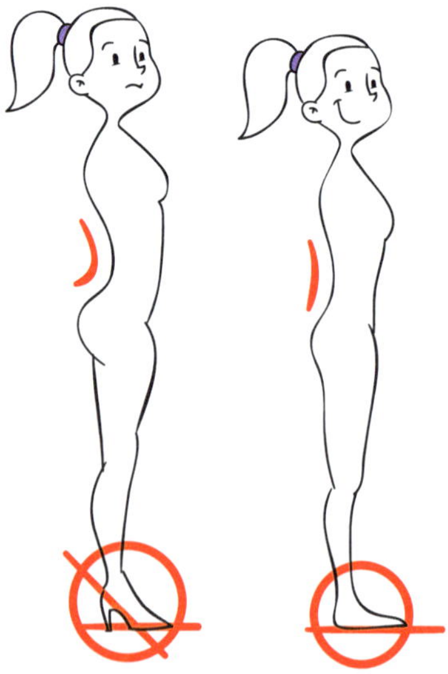

para sentarte y descansar las piernas, estar mucho tiempo de pie puede ralentizar el retorno venoso de los miembros inferiores al corazón, pudiendo llegar a producir el famoso síndrome de las piernas cansadas, con todas sus complicaciones asociadas. Este síndrome puede producir hinchazón y pesadez por el acúmulo de la sangre que no puede retornar al corazón de manera fluida.

7.4 VESTUARIO ADECUADO

¿Cuál sería tu primera reacción si notas sensación de quemazón al orinar, picor, sequedad vaginal...? Acudir al ginecólogo de inmediato y administrar pomadas, óvulos o fármacos que te receten, ¿verdad? ¿Y si te vuelve a pasar? Una y otra vez, tomas antibióticos y no funcionan, te gastas el sueldo en zumo de arándanos y nada...

¿Te has parado a pensar en tus hábitos en cuanto a la ropa interior? El tipo de tejido que utilizas, qué tipo de braguita utilizas para entrenar, cuáles son tus hábitos durante la menstruación... Todo ello son factores que afectan al pH vaginal.

¿Qué es el pH? El pH indica cuánto de ácida o alcalina es una disolución. El pH 7 es el pH neutro, todo lo que supere esta cifra será alcalino y por debajo, ácido.

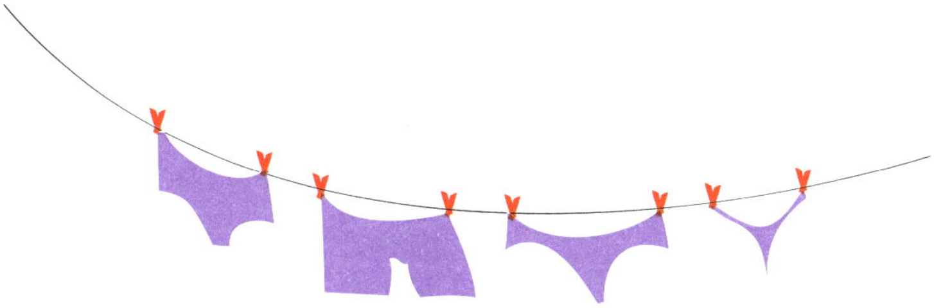

El pH vaginal está íntimamente relacionado con la flora vaginal. La flora vaginal son todo el conjunto de microorganismos que viven en nuestra vagina. La flora vaginal debe estar en equilibrio para protegernos ante la acción de hongos, infecciones y patógenos externos, pero si se altera el pH cuando no debe, se altera también la flora vaginal, lo que puede ser causa de inflamación e infecciones.

El pH cambia según el ciclo hormonal en el que se encuentre la mujer, su actividad sexual, la adolescencia, el embarazo, la menopausia... Es más neutro en la pubertad, días de menstruación y la menopausia; y más ácido en el embarazo y en los momentos de ovulación o premenstruales.

Es importante conocer en qué valores se encuentra el pH para poder ponerle remedio si es que este se sale de sus valores. El pH se puede medir con unas tiras de venta en farmacias. Si el pH está alterado, lo que hay que hacer es volverlo más ácido o menos ácido, disminuyéndolo o aumentándolo respectivamente.

Te recomiendo que sigas estos consejos para mantener tu pH sin alternaciones:

- Si sueles tener molestias o infecciones después de mantener relaciones sexuales, usa preservativos, porque las relaciones sexuales desprotegidas pueden favorecer la alteración del pH: el semen suele tener un pH ligeramente alcalino.
- Lava solo la vulva, no introduzcas nunca geles dentro de la vagina. Además, usa un gel específico para la vulva.
- No realices duchas vaginales. El Colegio Estadounidense de Obstetras y Ginecólogos (ACOG) recomienda evitarlas. Alteran el pH y arrasan con los mecanismos y las barreras de protección naturales y fisiológicas vaginales.
- Evita el uso de tampones o compresas, estén perfumadas o no.

Alteran el pH, ya que mantienen la humedad de la vagina y evitan que transpire. Si tienes problemas asociados con irritación y picor después de haber usado tampones o compresas, opta por la copa vaginal o las bragas especialmente diseñadas para la menstruación, que puedes lavar y volver a usar.

- Usa ropa interior de algodón y, a poder ser, de color blanco para que sea lo menos tratado posible a base de químicos. El algodón transpira mejor que el resto de los textiles como el nilón o la licra, por lo que no acumula humedad ni calor y altera menos el pH. Intenta, además, no lavarlas con suavizantes ni químicos si eres muy dada a padecer este tipo de alteraciones. Si vas a entrenar y sudar con ropa interior de algodón, lleva siempre un repuesto, porque después de haber sudado, el algodón tarda en secarse, por lo que será contraproducente su uso.
- Si vas a tomar antibióticos, intenta comer yogur o utilizar probióticos vaginales, ya que los antibióticos pueden alterar el pH de la vagina ocasionando muchas veces candidiasis y episodios de irritación e infecciones. No pongas bajo ningún concepto el yogur en tu vulva o vagina, porque el yogur industrial lleva azúcares, lo cual alterará gravemente el pH y será contraproducente.
- Para la mujer en edad fértil, es recomendable usar geles íntimos ácidos, con pH alrededor de 3,8 y 4,5. Las mujeres embarazadas suelen tener el pH más ácido de todos, por lo que son recomendables geles con pH alrededor de 3,5. En la menopausia y para las niñas o preadolescentes sin menstruación, se recomiendan geles más neutros, de pH 7. En todo caso, acude a tu farmacia de confianza y coméntales tu caso: coger cualquier gel de la estantería de higiene intima sin saber cuál es el más adecuado es un error.[30]

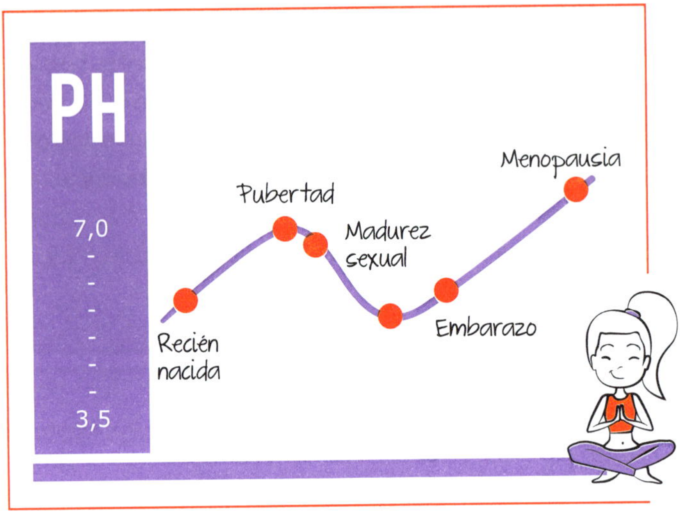

7.5 TU MOMENTO ÍNTIMO

A estas alturas del libro te preguntarás, ¿podemos hablar de cosas más íntimas aún? ¡Si acabamos de hablar de lo ácida que puede llegar a ser mi vagina! Pues sí, aún nos quedan algunas cositas íntimas que tratar. Empezaremos por la más íntima de todas ellas, la masturbación femenina. La sociedad nos ha creado un sentimiento de culpabilidad en cuanto al disfrute de nuestra propia sexualidad, negándonos información y educación sexual de calidad. Aquellas que hayan recibido algo de educación sexual en el colegio, como mucho les habrán explicado cómo poner un preservativo a un plátano o cómo no contagiarse de ETS, y hasta ahí llega la cosa.

La sexualidad tiene dos funciones, la reproductiva y la gran olvidada, la erótica, ligada al placer. Para que la función erótica pueda desarrollarse, es imprescindible tener deseo sexual. Y en este punto es donde se queda un gran porcentaje de mujeres, no porque sean unas frígidas, secas, locas o todo lo que nos han llamado a lo largo de la historia, sino porque hay un desequilibrio hormonal unido a un estado emocional que nos puede llevar a perder el deseo. La libido de la mujer depende de los estrógenos y testosterona. Estas hormonas se alteran en las diferentes fases del ciclo menstrual, teniendo picos antes de la ovulación y en la regla, por eso muchas mujeres fértiles se pueden sentir con más ganas en estos días.

Antes de continuar, os recordaré un dato bastante impactante, y es que se estima que alrededor del 45 % de las mujeres adultas sufren una disfunción sexual,[31] ya sea por razones emocionales, orgánicas o funcionales.

La mitad de las mujeres adultas no pueden disfrutar del sexo por alguna razón y, además, no piden ayuda, aunque si la piden, no os creáis que los resultados de tratamiento son muy acertados.

Por ello, el objetivo de este apartado es daros a conocer de una manera simple y resumida la información que se nos ha negado durante tantos años.

Vamos a empezar con un breve repaso anatómico sobre nuestro órgano del placer, el clítoris, que es el único órgano humano cuya función es dar placer... ¡Y lo tenemos nosotras! Además, tiene el doble de terminaciones nerviosas que el pene.

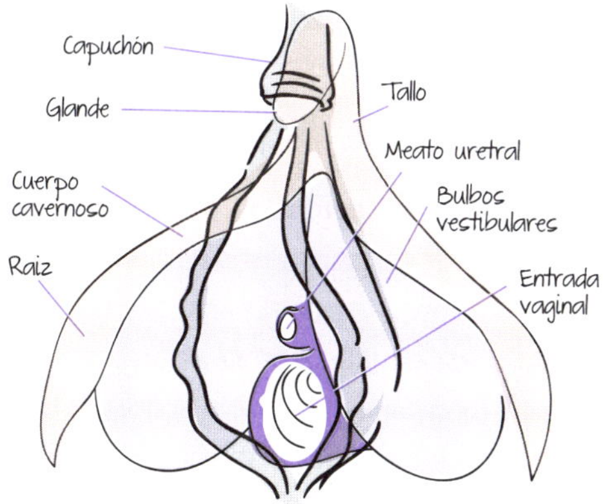

Lo que se conoce del clítoris, normalmente, solo es el glande, la puntita que asoma, que, además, es un órgano visible y está por fuera del cuerpo; es como una señal de la propia naturaleza que nos está animando a verlo para sentirlo y tocarlo, ya que el resto de nuestros órganos están todos dentro.

El glande es solo la parte visible, pero si observas la imagen, el clítoris es mucho más grande y abarca una superficie bastante amplia. Sus cuerpos cavernosos funcionan de manera parecida a los de los hombres, la estimulación, emocional o física, aumentan el volumen sanguíneo en ellos, lo que produce una erección en el glande, como en el pene. Es una buena idea empezar la estimulación de la zona alrededor de la vulva, con ligeros tactos alrededor la zona perineal, el interior de los muslos, el monte de Venus... y posteriormente, por la zona más interna de la vulva, los labios menores, por debajo de ellos, se sitúan los cuerpos cavernosos, sobre todo por la parte más superior. Acceder directamente a la estimulación del glande clitoriano puede ser molesto, ya que tiene una gran sensibilidad. La estimulación del glande, una vez que se llegue a unos niveles altos de excitación, se puede realizar de diferentes maneras, tocándolo a él y sus alrededores directamente, mediante un tacto interno por dentro de la vagina o incluso por roce indirecto, como realizando una frotación con la parte interna de los muslos o boca abajo con una almohada o toalla. Es común también utilizar la alcachofa de la ducha, la salida de agua constante y sin mucha presión puede estimular la zona, es así como algunas mujeres descubren su sexualidad por primera vez. Ponerse directamente a tocarse las zonas puede ser un gran tabú y algo por lo que las mujeres en la adolescencia se puedan sentir incluso culpables, por lo que realizar la masturbación en la ducha es mucho más cómodo para ellas, porque no están realizando un contacto directo con sus manos sobre la zona. Es una buena opción para principiantes. El uso de juguetes sexuales como vibradores o dildos puede ser también una buena opción para descubrir la masturbación o para probar cosas diferentes. Los vibradores son muy útiles para estimular los cuerpos cavernosos mientras se puede excitar el glande con las manos.

También recuerda que si padeces sequedad o te cuesta autolubricarte siempre puedes y debes recurrir al lubricante, que se compra en farmacias o supermercados.

Algunas chicas incluso experimentan con lubricantes de sensación calor y frío, hay opciones para todos los gustos. Los dildos están más indicados para mujeres que prefieran sentir una penetración a la vez que estimulan su zona externa. Una vez que estás muy cerca del orgasmo, apretar y relajar muy rápido los músculos glúteos junto al suelo pélvico, realizar una apnea, estimular y traccionar los pezones o estimular el canal anal pueden ayudar a conseguir el clímax, porque son gestos que activan el sistema simpático, que es el que nos ayuda a conseguir el orgasmo.

Para las chicas que llegan cerca del orgasmo, pero pierden muy rápido la concentración puede ser muy útil autoexplorarse y masturbarse más a menudo, porque llegarán a conocer mejor y más a fondo sus sensaciones, lo que puede ayudar a la concentración en sí mismas cuando estén en el acto sexual con una pareja. Si lo que te cuesta es el momento de empezar, o tu imaginación vuela hacia tus fantasías pero pierdes la concentración, prueba a ver o escuchar algo que te pueda estimular, un libro erótico, el audio de gente practicando sexo, alguna película erótica o escenas de series o películas conocidas que te generan ganas y deseo.

Si es tu primera vez, puede que no consigas llegar al orgasmo a la primera. Es totalmente normal y no debes perder la ilusión ni las ganas. Poco a poco, a base de explorarse y probar, las ganas y el deseo se irán intensificando y te irás acercando cada vez más al momento del clímax, lo que eventualmente desencadenará el orgasmo. No te compares con el sexo masculino, ellos funcionan de otra manera, más rápida, nosotras debemos tomarnos nuestro tiempo y es normal no llegar al orgasmo siempre o a la primera, aunque con el tiempo irás acelerando el pro-

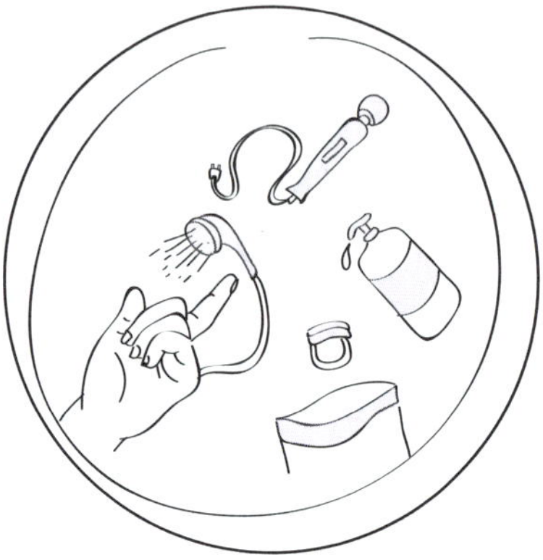

ceso. Es importante disfrutar la experiencia al completo. No corras en búsqueda del orgasmo como si fuera la línea de meta final a la que debes llegar para no fracasar en tu intento.

Es importante las primeras veces que busques un hueco en el que tengas tiempo y estés a sola, donde sepas que nadie te va a molestar ni interrumpir en ningún momento, para que puedas explayarte y tomarte todo el tiempo que necesites en buscar estímulos que te puedan excitar.

Las niñas también descubren su sexualidad desde una edad muy temprana. El desarrollo de la sexualidad tiene varias etapas que se deben ir cumpliendo para poder llegar al desarrollo sexual completo y maduro en los adultos. Primero, las niñas se tocan y se autoexploran, es común ver a las niñas realizando presiones contra su vulva o experimentando y jugando con algún muñeco, lo que da pie *a posteriori* a experimentar los juegos con otras niñas o niños. Enseñarse sus partes íntimas en los aseos del colegio o jugar a juegos que supongan un contacto más íntimo. El contacto íntimo desemboca en la llegada de los primeros besos con lengua, que son un eslabón clave en la cadena del desarrollo sexual ya que permite la «entrada» de otra persona en tu propio cuerpo, tu propia intimidad. Este primer beso desarrolla el deseo de experimentar placer con otra persona, juegos masturbatorios en pareja o contacto físico a través de la ropa nos prepara para el sexo adulto, ya sea coito o contacto directo sobre los genitales de la pareja hasta alcanzar el orgasmo. Bajo ningún concepto la visión adulta del sexo debe interferir en el desarrollo adecuado de la sexualidad, frustrar el mecanismo normal o saltarse pasos del mismo puede desembocar en un adulto frustrado sexualmente o con problemas de integración o interacción social.

LAS BOLAS CHINAS. ¿JUGUETE SEXUAL O HERRAMIENTA DE TRATAMIENTO?

Antes de acabar con este apartado, debemos hablar de las bolas chinas. Es un tema que ahora está muy en auge, nos las recomiendan tanto en los *tupper-sex*, como en la consulta con la matrona. Entonces... ¿en qué quedamos?

Las bolas chinas pueden ser una o dos bolas unidas entre sí por un pequeño cordón. Estas bolas, a su vez, tienen dentro otras pequeñas bolitas que producen una vibración. Las bolas chinas deben su nombre, según se comenta, a las *geishas*, que proceden de Japón, aunque en Europa las llamemos chinas. Las *geishas* utilizaban estas bolas supuestamente para intensificar los orgasmos. Y aquí es donde viene el primer mito, las bolas chinas no producen placer sexual a la mujer. Puede producir el mismo placer que ponerse un tampón o una copa menstrual, es decir, ninguno. Los que obtienen un mayor placer sexual gracias a la utilización de las bolas son los hombres, ya que tonifican el suelo pélvico y las paredes quedan más «prietas». Y aquí viene el segundo problema... Tonifican el suelo pélvico. Vamos a hablar largo y tendido sobre la acción que las bolas chinas tienen realmente sobre el suelo pélvico, porque hay muchas cosas que desmitificar.

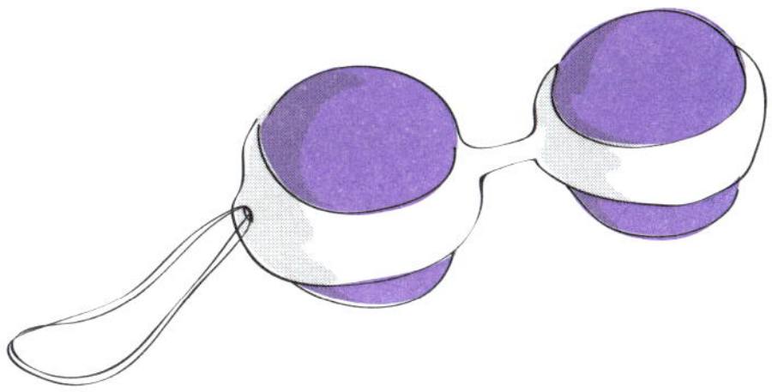

Si se usan mal, las bolas chinas no solo no serán efectivas, sino que además lesionarán tejido del suelo pélvico, influyendo también de manera directa sobre la estabilidad emocional de la mujer.

¿CÓMO FUNCIONAN LAS BOLAS SOBRE EL SUELO PÉLVICO?

Las bolas deben vibrar para que funcionen. La vibración de las bolas provoca una contracción involuntaria (no consciente) del suelo pélvico, gracias a estas contracciones involuntarias, se estimulan las fibras del tono del suelo pélvico. Recordad que el tono de un músculo es el estado de contracción en el que se encuentra durante todo el día sin que seamos totalmente conscientes de ello. Es decir, la contracción que tiene a lo largo del día para mantener nuestras vísceras en su sitio y la incontinencia. El tono es muy diferente a la fuerza. La fuerza en el suelo pélvico es la contracción voluntaria que somos capaces de realizar de manera consciente, por ejemplo, cuando hacemos ejercicios de Kegel.

Si apretamos de manera consciente y voluntaria el suelo pélvico teniendo las bolas dentro, estaremos trabajando la fuerza, si las dejamos vibrar a su aire y el suelo pélvico se contrae de manera involuntaria e inconsciente, estaremos trabajando el tono.

La principal indicación para el uso de las bolas chinas es mejorar el tono, no la fuerza. Pero... ¿en todas las mujeres? No. Lo primero que debemos recordar es que el tono del suelo pélvico depende del resto del cuerpo y de la postura. Un abdomen débil, que no se activa ante aumentos de presión abdominal, unos hombros rotados hacia dentro o incluso unos pies planos afectan sobre la tonicidad del suelo pélvico. Por ello, el uso de las bolas chinas no es un tratamiento completo para recuperar la funcionalidad total, aunque es efectivo como parte dentro de un tratamiento más global.

Las mujeres con muy poco tono no serán capaces de aguantar las bolas, porque al ponerse de pie su suelo pélvico no tiene el tono suficiente para mantenerse activo, por lo que podrán incluso salirse vía vaginal. En estos casos, las bolas chinas están contraindicadas y se deben trabajar otras terapias previamente incluso a considerar su uso.

Las mujeres con tono normal, si usan las bolas, podrán desarrollar un hipertono, es decir, súper tonificar su suelo pélvico. Si ya tienes un tono normal, no necesitas su uso, porque el exceso de tono es patológico y genera una serie de complicaciones y síntomas que afectan seriamente a la calidad de vida.

Puede ocurrir que tengas un tono adecuado pero te falte fuerza, es decir, que tu suelo pélvico aguante activo durante el día manteniendo la continencia y la estática visceral, pero te falte fuerza para hacer una contracción voluntaria. En este caso, no necesitas las bolas chinas para nada.

ENTONCES... ¿PARA QUIÉN ESTÁN INDICADAS LAS BOLAS? PUES DEPENDE DE CADA MUJER.

Para empezar a usar las bolas chinas es imprescindible que el suelo pélvico obtenga una puntuación mínima de 3 en la escala de Oxford que mide la fuerza.

Después, se debe calcular el tiempo máximo que puedes llevarlas puestas. Para calcularlo, se insertarán las bolas y deberás ponerte de pie y hacer ligeros movimientos, como caminar, o en algunos casos, con solo estar de pie vale. Se cuenta el tiempo que transcurre desde que te pones en pie hasta que necesites hacer una contracción fuerte y voluntaria para poder mantener las bolas. Ese será el tiempo máximo que el suelo pélvico aguantará las bolas gracias a sus fibras tónicas.

¿Son la única opción para mejorar el tono del suelo pélvico? No. Las bolas son una opción más, pero no son la única. El trabajo tónico-postural, hipopresivos, contraer el suelo pélvico a poca velocidad y en posturas relajadas... son todas opciones para trabajar las fibras tónicas del suelo pélvico.

Es importantísimo que solo uses las bolas chinas si tu fisioterapeuta especializado te las ha recomendado después de una valoración perineal y abdominal completa.

De hecho, el fisioterapeuta trabajará contigo con las bolas puestas mucho tiempo antes incluso de recomendártelas para casa, para poder observar en un ambiente controlado y con pautas muy concretas cómo reacciona tu cuerpo a ellas. Es decir, no vale que el ginecólogo o la matrona te recomienden las bolas chinas o que tú te las compres en una farmacia. El experto en recuperación del tejido muscular es el fisioterapeuta especializado, por ello, déjate aconsejar por ellos.

Con las bolas puestas debes estar en movimiento para que puedan vibrar, no funcionan si estás sentada o tumbada. Además, no vale cualquier movimiento, andar, subir y bajar escaleras, hacer sentadillas o levantarse y sentarse en el suelo son gestos típicos que se entrenan con las bolas, pero de manera muy controlada y con una serie de repeticiones muy concretas según la fatiga de cada persona. Normalmente, se empieza trabajando con menos tiempo del obtenido cuando se calculó el tiempo de referencia. Poco a poco se va incrementando el tiempo de trabajo, igual que cuando sales a correr por primera vez después de mucho tiempo, nadie se hace una maratón sin haber entrenado, pues el suelo pélvico tampoco. Ponerte las bolas chinas por primera vez para irte a dar un paseo de una hora es para tu suelo pélvico como correr una maratón sin haber entrenado.

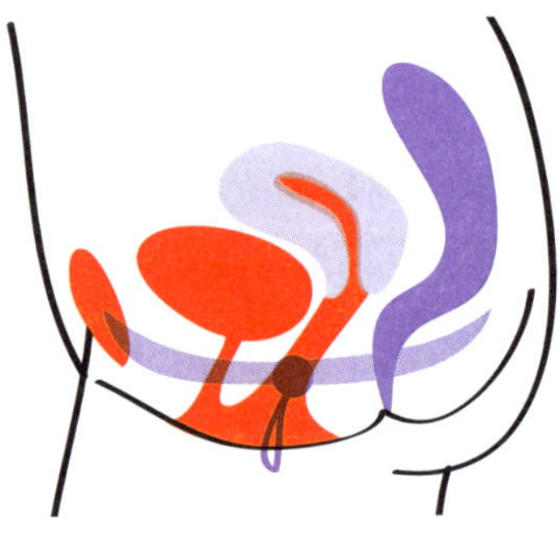

Las marcas comerciales y algunos sanitarios generalizan y dictan un tiempo de trabajo de 10-15 minutos. Lo cual es un grave error, ya que puede ser muy poco o demasiado tiempo, según cada persona.

Aparte de los diferentes tipos de entrenamientos que se pueden hacer con las bolas, también hay diferentes bolas para cada persona. Las hay de diferentes medidas, pesos y materiales. Puedes empezar comprando unas pequeñas y de poco peso e ir incrementando según avance tu entrenamiento. El tipo de bolas que necesitas en cada momento lo decidirán los resultados de las valoraciones que realice tu fisioterapeuta, por lo que siempre debe ser un entrenamiento guiado.

Masturbación, placer, bolas chinas, vulva, vagina, cómo y dónde hacer caca, cómo y dónde hacer pis... Sin duda, este capítulo tiene mucha enjundia y no nos cabe duda de que será uno de tus favoritos. Pero lo que más nos gusta de todo lo que te hemos contado es que las mujeres no debemos avergonzarnos de nuestro cuerpo, sea cual sea, con sus innumerables defectos y sus infinitas virtudes. Se acabó hablar de sexualidad en susurros, se acabó ocultar si tienes un problema, o no, con tu suelo pélvico, se acabó eso de quedarnos con dudas, de tener miedo a preguntar o cuestionar. Se acabó.

Nuestro cuerpo es bello y complejo. Mimémoslo, cuidémoslo, amémoslo. Tal cual es.

NOTAS

1. *Nevéus, T., & Sillén, U. (2013). Lower urinary tract function in childhood; normal development and common functional disturbances. Acta Physiologica, 207(1), 85–92. https://doi.org/10.1111/apha.12015*
2. *Tekgul S, Riedmiller H, Dogan HS, Hoebeke P, Kocvara R, Nijman R, Radmayr C, S. R. (2015). Guidelines on paediatric urology. The Netherlands: European Association of Urology, European Society for Paediatric Urology.*
3. *Clifford, Tammy and Fabian P Gorodzinsky. Toilet learning: Anticipatory guidance with a child-oriented approach. Community Paediatrics Committee, Canadian Paediatric Society (CPS) Paediatrics & Child Health 2000; 5(6), 333-5: http://www.cps.ca/english/statements/cp/cp00-02.htm*
4. *Schmitt BD. Toilet training refusal: Avoid the battle and win the war. Contemp Ped 1987; Dec:32-50*
5. *Luxem M, Christophersen E. Behavioral toilet training in early childhood: Research, practice and implications. J Dev Behav Pediatr 1994;15:370-8.*
6. *Teodoro Ernesto Figueroa, MD, Professor of Urology and Pediatrics, Sidney Kimmel Medical College of Thomas Jefferson University; Chief, Division of Pediatric Urology, N. I. duPont N. H. for C. (n.d.). Incontinencia urinaria en niños - Salud infantil - Manual MSD versión para público general. Retrieved March 2, 2018, from https://www.msdmanuals.com/es-es/hogar/salud-infantil/incontinencia-en-niños/incontinencia-urinaria-en-niños#v6656682_es*
7. *Mayo Clinic. (2016). Encopresis - Síntomas y causas. Diagnóstico y tratamiento. Retrieved March 2, 2018, from https://www.mayoclinic.org/es-es/diseases-conditions/encopresis/symptoms-causes/syc-20354494*
8. *R. Martin-Crespo Izquierdo, R. L. M. (1999). Vejiga con micción no coordinada: Evolución urodinámica y su correlación clínica. Retrieved from https://www.secipe.org/coldata/upload/revista/CirPed1999;12,99-102.pdf*
9. Hebert-Beirne, J. M., O'Conor, R., Ihm, J. D., Parlier, M. K., Lavender, M. D., & Brubaker, L. (2017). A Pelvic Health Curriculum in School Settings: The Effect on Adolescent Females' Knowledge. *Journal of Pediatric and Adolescent Gynecology, 30*(2), 188–192. https://doi.org/10.1016/j.jpag.2015.09.006

10. Below your belt.
11. Palerma TM, Law EF, Essner B, Jessen-Fiddick T, Eccleston C. (2014). Adaptation of problem-solving skills training (PSST) for parent caregivers of youth with chronic pain. Clinical Practice in Pediatric Psychology,2:212-223.
12. *De Oliveira C, Lopes MA, Carla Longo e Pereira L, Zugaib M. Effects of pelvic floor muscle training during pregnancy. Clinics. 2007;62(4):439-46.*
13. *Morkved S, Bo K, Schei B, Salvensen KA. Pelvic floor muscle training during pregnancy to prevent urinary incontinence: a single-blind randomized controlled trial. Obstet Gynecol. 2003;101(2):313-9.*
14. Beckmann MM, & Garrett AJ. (n.d.). Masaje perineal antes del parto para la reducción del trauma perineal Beckmann MM, Garrett AJ. Retrieved from http://www.update-software.com
15. Hay-Smith, J., Bo, K., Berghmans, B., Hendriks, E., de Bie, R., & van Waalwijk van Doorn, E. (2006). Pelvic floor muscle training for urinary incontinence in women. In J. Hay-Smith (Ed.), *Cochrane Database of Systematic Reviews* (p. CD001407). Chichester, UK: John Wiley & Sons, Ltd. https://doi.org/10.1002/14651858.CD001407.pub2
16. KOVACS, G. T., HEATH, P., & HEATHER, C. (2004). First Australian trial of the birth-training device Epi-No: A highly significantly increased chance of an intact perineum. *The Australian and New Zealand Journal of Obstetrics and Gynaecology*, *44*(4), 347–348. https://doi.org/10.1111/j.1479-828X.2004.00265.x
17. Volløyhaug, I., Mørkved, S., & Salvesen, K. Å. (2016). Association between pelvic floor muscle trauma and pelvic organ prolapse 20 years after delivery. *International Urogynecology Journal*, *27*(1), 39–45. https://doi.org/10.1007/s00192-015-2784-8
18. Tinelli, A., Malvasi, A., Rahimi, S., Negro, R., Vergara, D., Martignago, R., ... Cavallotti, C. (2010). Age-related pelvic floor modifications and prolapse risk factors in postmenopausal women. *Menopause*. https://doi.org/10.1097/gme.0b013e3181b0c2ae
19. Valle Racero, J. I. (2002). El saber y la práctica de las matronas: desde los primeros manuales hasta 1957. *Matronas Profesión*, *9*, 28–35.
20. Lopez Ballester Carina, Marcos Marcos Mireia, A. P. R. (2004). Comadronas ante la decisión: ¿Qué camino es el mejor?. El Debate tan esperado.
21. Saito Eliza Tiemi, Akashi Paula Marie Hanai, Sacco Isabel de Camargo Neves. Global body posture evaluation in patients with temporomandibular joint disorder. Clinics [Internet]. 2009 Jan [cited 2018 May 04] ; 64(1): 35-39. Available from: http://www.scielo.br/scielo.php?script=sci_arttext&pid=S1807-59322009000100007&lng=en. http://dx.doi.org/10.1590/S1807-59322009000100007.
22. José Antonio Carrobles, Bio/neurofeedback, Clínica y Salud, Volume 27, Issue 3, 2016, Pages 125-131, ISSN 1130-5274, https://doi.org/10.1016/j.clysa.2016.09.003. (http://www.sciencedirect.com/science/article/pii/S1130527416300408)

23. Kegel, Arnold H. Progressive resistance exercise in the functional restoration of the perineal muscles. American Journal of Obstetrics & Gynecology , Volume 56 , Issue 2 , 238 — 248

24. González Sánchez B, Rodríguez-Mansilla J, De TG, González López-Arza ,M.V. Efficacy of training pelvic floor musculature in female urinary incontinence. An Sist Sanit Navar 2014 09/20;37(3):381-400.

25. Bø K, Mørkved S, Frawley H, Sherburn M. Evidence for benefit of transversus abdominis training alone or in combination with pelvic floor muscle training to treat female urinary incontinence: A systematic review. Neurourol Urodyn 2009;28(5):368-373.

26. Nygaard I, Girts T, Fultz NH, Kinchen K, Pohl G, Sternfeld B. Is urinary incontinence a barrier to exercise in women? Obstet Gynecol 2005 08;106(2):307-314

27. *Zivkovic V, Lazovic M, Vlajkovic M, Slavkovic A, Dimitrijevic L, Stankovic I, Vacic N. (2012). Diaphragmatic breathing exercises and pelvic floor retraining in children with dysfunctional voiding. European J ournal of Physical Rehabilitation Medicine. 48(3):413-21. Epub 2012 Jun 5.*

28. Beckmann MM, Stock OM. Antenatal perineal massage for reducing perineal trauma. Cochrane Database of Systematic Reviews 2013, Issue 4. Art. No.: CD005123. DOI: 10.1002/14651858.CD005123.pub3.

29. Effect of Disuse and Restoration of Function on Vesical Capacity. Schmaelzle, John F. et al. The Journal of Urology , Volume 101 , Issue 5 , 700 — 705

30. Guaschino S, Benvenuti C, SOPHY Study Group. SOPHY project: an observational study of vaginal pH and lifestyle in women of different ages and in different physiopathological conditions. Part I. Minerva Ginecol. 2008 Apr;60(2) 105-114. PMID: 18487960.

31. Basson R, Berman J, Burnett A, Derogatis L, Fergurson D, Fourcroy J y cols. Report of the International Consensus Development Conference on Female Sexual Dysfunction: definitions and classifications. J Urol 2000; 163: 888-93 Nicolosi A, Buvat J, Glasser DB, Hartmaan U, Laumann EO, Gingell C. Sexual behaviour, sexual dysfunctions and related help seeking patterns in middle-aged and elderly Europeans: The global study of sexual attitudes and behaviors. World J Urol. 2006; 24:423-8.

AGRADECIMIENTOS

Gracias, gracias, gracias por haberme ayudado en mi primera, y no última, emocionante aventura de escribir un libro a todas las personas que han estado a mi lado y me han aguantado con todos mis defectos y mis poquitas virtudes: a mi madre, porque soy quien soy gracias a tu eterno apoyo y amor incondicional; a Jen, por todo el sentido que das a mi vida y porque sin ti nada de esto sería posible; a Daviz por inspirar con tu silencio y pasión por la lectura; a mi padre por ayudar desde la sombra y la discreción; a Elena López por ser el alma de lo que un día fue un sueño y ha conseguido que se cumpliera; a Leticia, por apostar y creer; a Emma Soteras, porque eres el origen de todo y no podías faltar; a todo el equipo y tribu de MAMIfit, por inspirarme tanto y porque sin vosotras no habría llegado hasta aquí; a Elisa y a Mar por hacerlo posible, por vuestro conocimiento y creatividad sin límites; a LittleN porque eres mi fuente de inspiración y motivación, mi todo, y a ti, Force porque el tiempo se vive estando y estás hace tiempo.

IG:@yosoymamifit
FB: Raquel López